ZAKON PRIVLAČENJA ZA MRŠAVLJENJE

Mršavite bez patnje

Slavica Bogdanov

Slavica Bogdanov

KNJIGE OD ISTOG AUTORA :

101 Lakih načina za povećanje prodaje

Mala sveska vežbi o Zakonu privlačenja

Privucite Ljubav

Privucite Novac

Privucite Posao

ISBN: 978-1514783078

ISBN- 151478307X

Prevod na Srpski : Vesna NEDELJKOVIC

"Imao sam mnogo veću težinu u prošlosti. Moje mišljenje o sebi bilo je prilično negativno, iako nisam to primećivao. Nisam mogao da kontrolišem apetit. Nisam očekivao da ću se promeniti. Slavičin koučing za mršavljenje mi je zaista pomogao i voleo sam to. Nije to baš dijeta koja treba da se prati, ali, začudo, prilično brzo, počeo sam da se osećam laganijim. Počeo sam da se osećam bolje, imao sam veće samopouzdanje. Kilogrami su počeli skoro sami od sebe da nestaju. Moji prijatelji su počeli da primečuju da sam bio više optimističan i veći entuzijasta nego obično. Veoma sam zahvalan za promene koje su se dogodile u mom životu. Volim svoje telo i svoj život. Hvala Slavice!" – Steven (Stiven)

"Izgubila sam skoro deset kilograma nakon prvog meseca. Osećam se neverovatno dobro! Imam puno energije!" – Sandy (Sendi)

"Ja sam izgubila 5 kilograma nakon druge nedelje sa ovim koučingom. Ali, mislim da je to nešto više nego samo izgubiti suvišnu težinu! Odlično se osećam! Imam dosta energije i osećam se sjajno! Nisam imala osećaj da sam držala dijetu ili nešto u tom stilu. Pratim svoj program sve vreme. Jednostavan je. Hvala" – Stefany (Stefani)

"Imala sam sumnje, moram reći. Nisam mislila da to funkcioniše, ali bila sam očajna. Pokušavala sam i druge dijete pre ali nije uspevalo. Rekla sam sebi hajde videćemo. Obožavam !! Zvuči tako jednostavno i sa listom stvari koje treba uraditi u toku dana, ne moram da razmišljam. Taj metod pojednostavljuje moj život. " Josey (Đozi)

"Ja sam se oslobodi četiri centimetara u obimu struka tokom prve tri nedelje. Nisam mogao da verujem. Volim ovaj sistem i pridržavaću ga se." Christopher (Kristofer)

" Sistem je veoma motivišući ! Smršao brže nego što sam mislio. Jednostavan način da izgubite kilograme i osećate se dobro, to je sigurno !! " Alex (Aleks)

" Sistem koučinga koji mogu da nosim sa sobom bilo gde da idem. Osećam se kao da je Slavica samnom po ceo dan. Odlično se osećam sada kad sam deset kila lakši " Mark

"Često sam bio nestrpljiv i umoran. Osećao sam se kao da nikada neću moći da izgubim višak kilograma. Nakon dve nedelje, osetio sam da mi je odeća bila manje zategnuta. Pored toga, počeo sam da imam mnogo više energije." Alek M.

" Ovo uopšte ne liči na dijetu. Sve što radim je da pratim dnevnu rutinu i kilogrami skoro sami nestaju." Patricia (Patrisia)

POSVETA

Ova knjiga je posvećena vama koji ste imali hrabrosti da promenite svoj život !

Bravo !!!

Prošli ste najteži korak :

Prvi korak !

Taj da odlučite da je vreme za promene, jednom zauvek !

Biću uz vas, odsada, da vam pomognem na vašem putu.

Slavica Bogdanov

NABAVITE KOMPLETAN METOD

Privucite idealnu liniju

http://attractitude.rs/idealnu-liniju-mrsavljenje-privlacenje/

SADRŽAJ

UVOD

Stajala sam tu gde ste danas. Bila sam na vašem mestu i znam kakav je osećaj.

Bes, frustracija, želja za promenom i osećaj bespomoćnosti zbog nepostizanja.

Stajati pun nade na vagi i shvatiti da se ništa nije promenilo ; ili još gore, da smo dobili na težini.

Odmah se vratiti starim navikama kao da se kažnjavamo zbog toga što nismo uspeli.

Zatim, žaljenje, kajanje, pogled drugih punih presuda i tihih kritika. I saveti porodice i prijatelja, koji objašnjavaju kako bi trebalo da bude lako kontrolisati glad.

Ljudi koji gledaju popreko u restoranu jer je tanjir prepun.

Pokušaj kamuflaže apetita dodavanjem dijetalne sode.

Zatim, nekoliko dana kasnije, sreća videti kako skala na vagi silazi malo. Ali to nikada ne traje dovoljno dugo. Osećati da je odeća uska. Kazati sebi da, u osnovi, lastiš koji drži pantalone je najbolji izum do sada.

Stojim pred vama danas i priznajem vam da sam bila debela. Nisam mislila da je to toliko loše.

Mislila sam da sam u redu.

Nisam baš shvatala veličinu mog tela čak i kad sam se gleda u ogledalu.

Jednog dana, gledajući neke svoje slike, doživela sam šok. Sebi sam izgledala užasno.

Mislila sam da sam ružna i bilo me je sramota.

Kako sam dospela dotle ? Gadila sam se i bila ljuta. Nisam mogla više da se prihvatim. Bilo je potrebno da se promenim.

Koristila sam metode koje opisujem u ovoj knjizi i izgubila sam preko trideset kilograma.
Trebalo mi je dosta vremena, ali nikada ih nisam povratila. Ako sam ja mogla to da uradim, možete i vi.

Ja sam to uradila sama i znam koliko je teško !

Kao profesionalni kouč, htela sam da kombinujem svoje metode koučinga koje su imale najviše uspeha kod ljudi koje sam lično pratila kako bih ponudila najbolji sistem mršavljenja.

Kao kouč, želim da vas motivišem da se prevaziđete, da ostvarite svoj cilj i da znate da sam uz vas pri svakom koraku.

Stvorila sam ovaj program u potpunosti kako biste povećali samopoštavanje i povratili ljubav prema sebi dok budete gubili neželjene kilograme.

Bez obzira ko ste, otvarajući ovu knjigu, volim vas.
Znam koliko je teško napraviti taj prvi korak.
Uradili ste najteži deo.

Izabrali ste da poboljšate svoj izgled i telo. Trebalo bi da ste ponosni na sebe jer ste napravili najteži korak, onaj da promenite svoje telo.
Već ste počeli.

Odlučite da, ovog puta, biće DOBRO !

Ne ispuštajte ovu knjigu. Nosite je sa sobom bilo gde da ste.

To će biti vaš najbolji prijatelj tokom vaše pozitivne transformacije.

Ja ću biti uz vas tokom ovog perioda kao što bih volela da neko me prati tokom mog procesa mršavljenja.

Svake nedelje, davaću vam veoma lake vežbe koje nisu fizičke.
Ali ćete doživeti unutrašnje promene.
Neće biti komplikovane, ali zahtevaće vaše učešće i saradnju.

Čak i ako promenite samo jedan način ponašanja, vi ćete već uraditi važan korak u pravom smeru, i ova knjiga će biti vredna čitanja i pisanja.

Ako napravite više, bravo !!
Što više uradite, to će promene biti impresivnije.

Ne želim da promenite sve svoje navike a zatim se vratite naknadno onima kojim ste se bavili u prošlosti.

Želim da vidim kako se poboljšavate jednom za svagda i na dugi rok.

Da li ste spremni da promenite svoj život ?

Da li ste spremni da se transformišete ?

Želite li da zablisate kao što biste trebali zablistati ?

Vi to zaslužujete !

KAŽITE DA !!!

I verujte u sebe !

Hajde recite DA !!! DA !!!

Opet i opet !!

DA !!!

Ova knjiga daje još bolje rezultate kada preuzmete kompletan kurs

Privucite idealnu liniju

http://attractitude.rs/idealnu-liniju-mrsavljenje-privlacenje/

OSEĆATI SE ZDRAVO

Loše zdravlje je jedna od najvećih prepreka u životu.

Ako nismo zdravi, sve ostalo nije ni bitno. Čak i sakupljeni milioni su beskorisni ako nismo zdravi.

Važno je održavatii najbolje fizičko stanje.

Znamo da su negativnost i stres primarni uzroci lošeg zdravlja.

Postoje načini da znatno poboljšate svoje zdravlje.

Prvenstveno, neophodno je to ozbiljno želeti.

Morate biti spremni da učinite sve što je neophodno da budete u formi, izgubite suvišne kilograme i zaustavite sve vrste "droga".

Takođe bi bilo poželjno konsultovati lekara da budete sigurni da možete promeniti način života što pre.

Svako može.

Nekim ljudima je potrebno malo više mera predostrožnosti. Ako zaista želite, uspećete.

Da biste vodili zdraviji život, moraćete da se osloboditi svih vaših nezdravih navika.

Pre ili kasnije, biće neophodno da se krećete više. Potrebno je da obustavite sve oblike bolesne zavisnosti.

Moraćete da postanete svesni zdravih namirnica koje mogu hraniti vaše telo za njegove najbolje performanse.

Pazite da ne preterate.

Obratite pažnju na svoje emocije kako biste smanjili stres i negativnost. Takođe smanjite količinu kiselosti u vašim obrocima. Da, kiselost ima veoma ozbiljne posledice po zdravlje.

Svi znamo da je važno se dobro i zdravo se hraniti.

Takođe znamo da je podjenako važno dobro jesti kao i dobro disati.

Međutim, malo ljudi obraća pažnju na ono što jede.

Mnogi ljudi više obraćaju pažnju na vrstu goriva kojom snabdevaju svoj automobil.

Tek kada se ljudi razbole oni shvate svoje greške iz prošlosti.

Zašto ne menjati svoje navike malo po malo već od sada, dok je još vreme.

Videćete da poboljšanjem "goriva" kojim hranite svoje telo, osetićete da se vaš nivo energije takođe poboljšava.

Ne morate da promenite sve odjednom nego idite korak po korak.

Mnogi se pitaju kako izaći iz začaranog kruga koji je uspostavljen tokom godina. Pa polako. Nikada ne bi trebalo da držite dijetu. Nego, promenite svoje navike polako, svesno, i vaš život će se uveliko promeniti.

Ponekad gojaznost pruža zaštitu od okruženja koje mnogi smatraju neprijateljskim.

Povećanjem ljubavi prema sebi i samopoštovanja, taj zaštitni masni sloj neće vam više trebati.

Dali je to vaš slučaj ?

Da li mislite da je vaša gojaznost povezana sa nečim važnim ?

Mislite li da što više jedete, to ćete biti nekako srećniji ?

Prvi korak za promenu svog fizičko stanja je da se razjasne osnovni razlozi koje uzrokuju problem.

Ako znate da je vaš problem povezan sa dubokim traumama, savetujem vam da takođe se obratite lekaru specialisti.

Za ostalo, moraćete se naoružati strpljenjem i odlučnošću.

Uspećete.

Neki ljudi su me pitali šta treba da rade jer njihov supružnik ne želi da se menja, što ih blokira u njihovoj evoluciji.

Naravno, ne možete prisiliti supružnika da se promeni.
Možete podeliti svoju želju da se poboljšate nadajući se da će on ili ona biti tu da vas podržava.
Ako ne, trebaće vam malo više odlučnosti.

Pridržavajući se vašeg plana i ove knjige, uspećete na svom putu, bez obzira na prepreke.

Posle izvesnog vremena, vaše samopoštovanje biće dovoljno povećano tako da namere i mišljenje drugih neće više uopšte uticati na vas.

Kada jednom odlučite da želite da se poboljšate, morate delovati uprkos svima.

Vi ste odgovorni za svoje izbore.
Ne možete dozvoliti vašem supružniku ili bilo kome drugom da utiče na vaš život ili vaš izbor.

Takođe, ne možete da koristite negativne navike drugih kao izgovor za vaš način života.
Vi niste žrtva. Imate snage da živite svoj život do maksimuma i kreirate svoju veličanstvenu sudbinu.

Gojaznost je veoma štetna za vaše zdravlje.

Ako ste stvarno umorni nošenja te dodatne težine, vreme je da se promenite.

Ja ću biti tu uz vas na ovom predivnom putu kojim ste krenuli.

Hrabro ! Vi ćete uspeti.

PRIPREMITE SE ZA PROMENU

Nebitno koju težinu želite da postignete, ova knjiga će vam pomoći. Proces je uvek isti.

Ova knjiga je sveobuhvatan program sagrađen na pravilima uspeha i načelima Zakona privlačenja.

Uvek počinjemo tako što ćemo napraviti čvrstu i jasnu odluku o promeni.
Čak i ako ste ovo uradili u prošlosti, nikad to niste ovako uradili.

REŠITE ! RECITE GLASNO I JASNO :

JA ODLUČUJEM DA SE PROMENIM !

Postavite svoj cilj : Želim da ovde napišete obime ili težinu koju želite postići u narednih 90 dana.

Budite realni, ali pomerite svoje granice. Hajde !! Znam da ćete uspeti !

Napiši to ovde :

Obim / Težina :

Datum :

Stvarno super !!!

Da li znate da 98 % ljudi ne piše svoje ciljeve !

A vi ste to sada uradili !!!

FANTASTIČNO !

Šta ? Niste još napisali ? Da li oklevate ?

Nemate šta da izgubite osim svoje suvišne težine !

Hajde ! Napišite svoj cilj !

GO GO GO !!! SUPER !!! Najteži deo je urađen !

Možda ste stresirani što se napisali na papir cilj koji izgleda tako dalek. Ne brinite i ne žurite se da ispraznite frižider kako bi ste se smirili.

SVE ĆE BITI U REDU !!!

Uskoro, nećete biti više u iskušenju da toliko jedete.

Vi će te se ispuniti samopoštovanjem i srećom.

SVE ĆE BITI U REDU !!!

BIĆETE SVE BOLJE I BOLJE !!!

« ZAŠTO » je jače od « KAKO »

Volela bih da uradite sledeću vežbu što je bolje moguće.

Želela bih da navedete sve razloge zašto želite da ostvarite svoj cilj.

Razlozi ne treba da uključuje druge : nije u pitanju da se zadovolje drugi ili da ličite na modele i manekenke sa naslovnica časopisa.

Hoću da mi kažete zašto želite da izgubite na težini.
Navedite sve razloge.

Ova lista će biti vaš pokretački motor.
Čim osetite da ćete posustati, vratite se i pročitajte ovu listu.
Podsetite sebe zašto želite da uspete.

Što su vaši razlozi jači i moćniji, to će vaš mozak više nalaziti načine da vam omogući da ostvarite svoje ciljve.

Ako vaši razlozi nisu dovoljno motivišući, postoji dosta šansi da odreknete usput.

Dobro, ne znate šta da napišete.

Dozvolite da vam malo pomognem.

Evo nekih razloga kojih mogu da se setim :

- Da bih mogla (mogao) hodati duže bez umora.

- Da bih mogla (mogao) da vežem cipele bez gubljena daha.

- Da bih se osećao (osećala) bolje u svojoj koži.

- Želim da dokažem sebi da mogu to uraditi jer su i ostali uspeli, tako da mogu i ja to da uradim.

- Želim da me prestanu stomačnih bolovi, kiselina i loše varenje.

- Zbog straha od pojave dijabetesa ili drugih bolesti.

- Želim da uštedim novac na kupovini i potrošim ga na nešto drugo nego na hranu.

- Želim da nosim lepšu odeću.

- Želim da se osećam srećnim (srećnom).

- Želim da budem lepa (lep).

- Želim da se osećam dobro u kupaćem kostimu.

- Želim da mi se sviđa ono što vidim kada se pogledam u ogledalu.

- Želim da što duže živim.

Hajde, na vas je red.

Napišite što više razloga.

Možete se vratiti ovde ako pronađete druge :

Slavica Bogdanov

Mršaviti bez patnje uz pomoć Zakona privlačenja

Savršen dan

Sada kada ste napisali šta vas je motivisalo da se promenite, preći ćemo na sledeću vežbu.

Volela bih da opišete svoj savršeni dan.
Želela bih da opišete kako bi izgledao savršen dan kad budete postigli svoj cilj.

Kako ćete se osećati ? Kako ćete hodati ? Šta ćete uraditi što ne radite sada ? Gde ćete ići ? Gde ćete biti ? Šta ćete raditi drugačije ?

Želela bih da se osećate dobro i srećno.
Želim da opišete svoj život iz snova. San koji izaziva veliki osmeh na vašem predivnom licu.

Ova vežba je prilično jednostavna i zahteva samo malo mašte.
Ako se ne osećate inspirisanim, ne bojte se, ideje će vam doći.

Ako zaista osećate da vam ni jedna ideja ne pada na pamet, predlažem vam da pogledate neke od vaših omiljenih filmova za malo inspiracije.

Možete kopirati deo tu i tamo da napravite sopstvenu idealnu priču.

Uzmite vremena.

Vratite se ovde često.

Ovo će biti vaša projekcija srećnih vremena koja dolaze !

Slavica Bogdanov

Mršaviti bez patnje uz pomoć Zakona privlačenja

Slavica Bogdanov

Oslobodite se vaših mentalnih blokada

U ovoj sesiji, volela bih da napišete sve razloge zašto danas još nemate idealnu težinu.

Budite iskreni.
Nikome neću reći.

Da li je to zato što mislite da to ne zaslužujete ?

Mislite da to ne možete?

Već ste doživeli neuspeh i strah vas je da će se to ponovo dogoditi ?

Svi u vašoj porodici su gojazni i ne želite da ih razočarate time što ste jedina vitka osoba ?

Ne možete promeniti ishranu jer se vaš supružnik navikao na kaloričnu hranu koju ste pripremali ?

Želela bih da mi objasnite sve razloge zašto danas još nemate svoju idealnoj težinu.

Rasvetljavanjem razloga koji vas blokiraju, bićete sposobniji da se sa njima suočite i rešite ih.

Tako da ćete imati manje mentalnih blokada koje vas sprečavaju da se krećete napred.

Hajde !!

Odvojite vremena da to uradite !

Mršaviti bez patnje uz pomoć Zakona privlačenja

_____
_____
_____
_____
_____
_____
_____
_____
_____
_____
_____
_____
_____

Ovo je sjajno !!!

Volim vas što ste to uradili !! Aplaudirajte sebi ! Recite DA !!

Recite DA !!
Recite DA !!
Recite DA !!!!!

Mogu to da uradim, mogu mogu !

URADIĆU TO !!!

Recite to sa mnom !
Stanite uspravno i reci to glasno.

Recite i ponovite DA, vi ćete uspeti !

Uspećete !

Polako ali sigurno !

Vi ste OK, ja vas volim !

Sada kada znate šta vas blokira, želim da mi objasnite u nekoliko pozitivnih rečenica zašto ćete sada promeniti svoj život !

Na primer, ako ste gore odgovorili da ste promašili potez u prošlosti, napišite da ćete ovog puta uspeti.

Zapišite ih jer će to imati mnogo uticaja na vaše buduće korake.

Pišući svoje promene ponašanja naspram prošlih negativnih razloga, pravite prvi džinovski korak ka budućoj promeni.

_____
_____
_____
_____

Mršaviti bez patnje uz pomoć Zakona privlačenja

Slavica Bogdanov

_____
_____
_____
_____
_____
_____
_____
_____
_____
_____
_____
_____
_____
_____
_____
_____
_____
_____
_____
_____
_____
_____
_____
_____
_____
_____
_____
_____
_____

Mršaviti bez patnje uz pomoć Zakona privlačenja

Dobar posao !!

Vi ste izvanredni !

Ne shvatate možda ali već se menjate.

Vizualizujte

Na naredne stranice bih volela da zalepite slike tog novog tela kojeg želite da imate.

Možete iseći ilustracije iz časopisa garderobe koju želite da nosite ili aktivnosti koje možete imati kad budete smršali.

Možete čak nalepiti slike putovanja kojima ćete nagraditi sebe, da proslavite svoj uspeh.

Možete čak i odlučiti da nacrtate slike koje izražavaju šta gubitak težine znači za vas.

Vraćajte se redovno na ove inspirativne slike kako bi vas motivisale da nastavite.

Slavica Bogdanov

Mršaviti bez patnje uz pomoć Zakona privlačenja

Slavica Bogdanov

Mršaviti bez patnje uz pomoć Zakona privlačenja

Nekoliko važnih pravila

Ovo nije knjiga o dijeti.

Ovo je knjiga koja je svtorena da vam omogući da povećate ljubav prema sebi.

Vi ćete naučiti da više cenite sebe i da volite osobu koja postajete.

Želim da vaše zamopoštovanje poveća, i da postanete jaka i samouverena osoba uz pomoć ove knjige.

Višak kilograma će nestati sam po sebi.

U početku, ne otkrivajte previše šta radite.

Tokom prvog meseca, ne govorite da čitate ovu knjigu tako da niko neće imati priliku da vas obeshrabri.

Takođe imaćete osećaj blagostanja kada budete počeli da dobijate komplimente od ljudi koji ne znaju da je čitate.

Kada drugi budu videli promene koje se odvijaju (ako pratite moje savete, videće ih), moći ćete sa osmehom u sebi odgovoriti sa jednostavnim "hvala".

Zamoliću vas **da se ne vagate** tokom trajanja programa.

Sklonila sam svoju vagu već odavno i savršeno se osećam.

Vagati se stalno može biti obeshrabrujuće.

Radije bih da počnete da se osećate bolje i da primećujete kako vaša odeća postaje sve šira.

Takođe zamoliću vas da ne kupujete više odeću na vašoj trenutnoj veličini.

Ako baš želite da kupite neku odeću koju ste videli na rasprodaji, možete je uzeti ali jedan ili dva broja manju.

I ako to uradite, želela bih da je okačite kako biste je gledali svaki dan.

Obećajte mi da ćete jesti polako.

Uzmite najmanje 20 minuta da biste završili svoj obrok, a ne 10.

Merite vreme od prvod zalogaja do poslednjeg zalogaja.

Mozgu je potrebno 20 minuta da shvati da ste počeli da jedete kako bi prestao da šalje signale "glad".

Dakle što sporije jedete, to ćete brže biti siti.

Poslednji detalji pre nego što počnete

Volela bih da pregledate svoje kuhinjske plakare i da zapišete šta vidite :

- Čips
- Grickalice
- Gazirano piče
- Konzerve
- Začini
- Sokovi
- Mleko
- Meso
- Povrče

Red na vas :

Slavica Bogdanov

Ako sam nešto zaboravila, napišite ovde :

Mršaviti bez patnje uz pomoć Zakona privlačenja

Kupovina

Kad budete išli u kupovinu, pre nego što odete, vi ćete, nadam se, napraviti spisak potrebnih stvari.

Ako nikada dosada niste pravili spisak, ne brinite, isti je slučaj i sa mnogim drugima. Vi ste u redu.

NAPRAVITE LISTU !

Probajte, ako je moguće, da ne vodite svoju decu sa sobom. Deca imaju tendenciju da zahtevaju ponekad nepotrebne i po zdravlje loše namernice.

Kada napravite spisak, pridržavajte ga se !!!

Tražiću od vas još jednu stvar pre nego što počnete.

Nabavite dosta vode.
Pripremićete 4 flaše, svaka od 0,5 l.

Trebaće vam za ovaj program.

Pažnja

Čak i ako ne držite dijetu, vaše telo će doživeti neke promene, jer ćete promeniti neke od vaših navika.

Polako ali sigurno, vi će te se pretvoriti u lepu i vitku osobu.

Ako osetite bilo kakve nelagodnosti, savetujem vam da se obratiti lekaru. Vaše telo možda nije naviknuto na te promene.

Ne bi trebalo da osećate bilo kakve zdravstvene probleme, ali zapamtite da uzimate punu odgovornost za svoju dobrobit.

Ova knjiga nikako ne zamenjuje savet zdravstvenog lica.

Vi ste u kontroli i zaduženi za vaše telo.

I vaše telo će vam biti zahvalno !

Imajući to u vidu, nastavljamo.

Recite DA !

Recite DA !

Recite DA !

JA to MOGU uraditi !

JA to MOGU uraditi !

JA ću TO URADITI !

I vi ćete to uraditi !!!

VAŠ PROGAM

Odlično. Da počnemo !

Tokom ove prve nedelje samo ćemo napraviti tačan pregled vaših navika.

Možete da se promenite samo ako budete iskreni i otvoreni. Nemojte da lažete. Setite se ovog. Ja vas volim u svakom slučaju.

Vi ste OK !

OVDE STE NA SIGURNOM !

VI STE SASVIM DOBRO TAKVI KAKVI STE !

I JA VAS VOLIM !

Volela bih da počnete time što ćete izmeriti svoje telo.

Ne mislim na to da odredite koliko ste teški. Težina se često menja bez razloga, a određivanje težine može biti deprimirajuće.

Bilo koja agencija za manekene reći će vam da modele bira na osnovu određenih mera, a ne na osnovu težine.

Vi ćete postati takav maneken. Da, moj TOP MODEL!!!

Pronađite na početku metar i izmerite svaki deo svog tela bez stezanja.

Izmerite :

- Obim struka, u nivou pupka :

- Obim zadnjic :

- Obim kukova, malo ispod zadnjice :

- Obim grudi :

- Obim svake ruke, malo ispod pazuha :

- Još jedanput obim struka, ali stegnite metar što je više moguće :

Kad ste to uradili, spakujte metar i zaboravite ga.

Volela bih da više ne mislite na gubljenje kilograma, da ne mislite na dijete.

Sve do kraja ovog programa više se nećete meriti.

Ove nedelje, volela bih da zapišete sve što pojedete. SVE !
Takođe, volela bih da zabeležite sve što popijete, SVE !

Ovo je vrlo ozbiljno !

Nosite svuda ovu knjigu sa sobom.

Ili, barem, imajte u svako doba uvek mali blok i olovku pri sebi
da biste zapisali sve što pojedete tokom dana.

Želim da, takođe, obratite pažnju na to kako se osećate kad ste
gladni. Da li jedete dok ste pod stresom ? Ili možda kad ste
ljuti ?

Šta vas tera da jedete više ili manje ? Kojom brzinom jedete ?
Da li jedete u društvu ili sami (manje ili više zavisno od
okolnosti) ? Šta pijete dok jedete ? Šta bi moglo da vam pruži
veće zadovoljstvo od hrane ? Da izrazite svoja osećanja, na
primer ? Da li mislite da vas višak kilograma štiti od intimnosti
?

Zabeležite sve detalje u vezi sa vašim navikama u pogledu hrane
i pića.

Ovu prvu vežbu radićete tokom prvih sedam dana. Nakon toga,
želim da nastavite da beležite sve što jedete, sve vreme.
Zapišite sve u ovu knjigu.

Takođe, zadaću vam nekoliko mentalnih vežbi koje je lako
raditi, ali koje su od suštinskog značaja.

Morate da uradite ono što je naznačeno u ovoj knjizi, u tačno naznačenom trenutku, da biste imali najbolje rezultate.

Hajde ! Da počnemo !

Nema razloga da se ovde zaustavimo !

Uradili ste ono najteže !

Vi ste OK !

Vi ste baš kako treba takvi kakvi ste !

I ja VAS VOLIM !

Prva vežba ima za temu ljubav

Volim sebe :

Volela bih da svakog jutra stanete pred ogledalo, da se tokom dva minuta zagledate u oči i kažete sebi :

"VOLIM TE", da to stvarno mislite i da izgovarate svoje ime.

Izgovorite to onako kako biste rekli osobi koja je vašem srcu najdraža!

Potrebno je da se povežete sa svojim unutrašnjim detetom kome treba ljubav.

Ta ljubav ima isceliteljsku moć i pomoći će vam da ponovo sagradite svoje sampouzdanje.

Primetićete da je ova vežba vrlo moćna.

Na početku možda nećete moći da je radite čitavih dva minuta ali dajte sve od sebe i ponavljajte izraze ljubavi što duže možete dok stojite pred ogledalom.

Ako je potrebno merite vreme da biste bili sigurni da dobijate ljubav koja vam je potrebna.

Ova vežba ima jako dejstvo i deluje isceliteljski na dušu.

Kada se budete navikli da iznova i iznova ponavljate ovu rečenicu, hoću da dodate : "ti si dovoljno" (biti "dovoljno", dovoljno voljen ili osećati se dovoljno znaćajno suštinski je važno i neophodno za razvoj i za sreću), "ti si na bezbednom". Sa svojim imenom.

SVAKOG JUTRA počevši od danas.

Poklonite sebi tu posebnu pažnju.

U kursu **PRIVUCITE IDEALNU LINIJU** http://attractitude.rs/idealnu-liniju-mrsavljenje-privlacenje/

detaljno objašnjavam razloge zbog kojih je to toliko važno.

Što više to budete radili, sve više ćete primećivati čudesa u svom svakodnevnom životu.

Zapišite na lepljivom papiriću šta treba da kažete da biste se setili.

Hajde da počnemo vašu prvu nedelju.

MOŽETE TO DA URADITE ! LAKO JE

Recite DA ! Recite DA !!!

Recite DA i stvarno verujte u to !!!

Napišite datum ispred svakog dana

Dan 1 :

Vežba "Volim sebe" ujutru ispred ogledala

Spisak svega što ste jeli i pili u toku dana :

_____
_____
_____
_____
_____
_____
_____
_____
_____
_____
_____
_____
_____
_____
_____
_____
_____
_____
_____
_____
_____
_____
_____
_____
_____
_____

Dan 2 :

Vežba "Volim sebe" ujutru ispred ogledala

Spisak svega što ste jeli i pili u toku dana :

_____
_____
_____
_____
_____
_____
_____
_____
_____
_____
_____
_____
_____
_____
_____
_____
_____
_____
_____
_____
_____
_____
_____

Dan 3 :

Vežba "Volim sebe" ujutru ispred ogledala

Spisak svega što ste jeli i pili u toku dana :

_____
_____
_____
_____
_____
_____
_____
_____
_____
_____
_____
_____
_____
_____
_____
_____
_____
_____
_____
_____
_____
_____
_____
_____
_____

Dan 4 :

Vežba "Volim sebe" ujutru ispred ogledala

Spisak svega što ste jeli i pili u toku dana :

_____
_____
_____
_____
_____
_____
_____
_____
_____
_____
_____
_____
_____
_____
_____
_____
_____
_____
_____
_____
_____
_____
_____
_____
_____
_____

Dan 5 :

Vežba "Volim sebe" ujutru ispred ogledala

Spisak svega što ste jeli i pili u toku dana :

_____
_____
_____
_____
_____
_____
_____
_____
_____
_____
_____
_____
_____
_____
_____
_____
_____
_____
_____
_____
_____
_____

Dan 6 :

Vežba "Volim sebe" ujutru ispred ogledala

Spisak svega što ste jeli i pili u toku dana :

_____
_____
_____
_____
_____
_____
_____
_____
_____
_____
_____
_____
_____
_____
_____
_____
_____
_____
_____
_____
_____
_____
_____
_____
_____

Dan 7 :

Vežba "Volim sebe" ujutru ispred ogledala

Spisak svega što ste jeli i pili u toku dana :

_____
_____
_____
_____
_____
_____
_____
_____
_____
_____
_____
_____
_____
_____
_____
_____
_____
_____
_____
_____
_____
_____

ČESTITAM !

PROŠLI STE KROZ SVOJU PRVU NEDELJU !

Volela bih da odvojite malo vremena i opišete kako se osećate.

Da li mislite da ste svoju jutranju vežbu uradili najbolje što možete ?

Ako niste, nije važno, bićete sve bolji i bolji. Znajte da ste voljeni, ma šta se desilo.

Da.

Ja vas volim u svakom slučaju.

U narednim nedeljama sve ćete se više uvežbavati.

Jeste li primetili veliki broj užina i međuobroke koji izgledaju preterano?

Da li ste obratili pažnju na okolnosti koje vas teraju da jedete?

Odvojite malo vremena i zapišite svoje misli tokom nedelje da biste videli šta možete da poboljšate.

_____
_____
_____
_____
_____
_____
_____

Mršaviti bez patnje uz pomoć Zakona privlačenja

U nedelji broj 2, unečete dve vrlo male promene u svoje navike.

One su jednostavne i izgledaju smešno. Ali je PRESUDNO da ih uradite.

Prva promena je u vezi sa vodom.

Potrebno je da kupite 4 identične flašice vode, od 500 ml svaka.

Ponećete 2 flašice sa sobom na posao i stavićete ih na vidno mesto.

Dodaćete mnogo vode svojoj dnevnoj rutini.

Zašto ?

Zato što će vam voda pomoći da se oslobodite toksina, smanjite celulit i pomoći vam da bolje varite hranu.

Od vode će vam koža biti čistija i prirodno će se smanjiti količina hrane koju možete da pojedete.

Ako imate naviku da pijete mnogo gaziranih pića, ne morate odmah da prestanete.

Ako možete da zamenite deo gaziranih sokova vodom, utoliko bolje.

Ako možete da zamenite celu količinu gaziranih pića vodom, vi ste GENIJALNI !

U redu, slažem se, to nije baš lako na početku.

Vaše telo se naviklo na taj otrov. Tako da, naravno, nije lako prestati.

Ali, setite se, vi volite sebe !

Želite sebi da pružite ljubav i da usmerite pažnju na svoje telo pružajući mu ono najbolje.

Slažem se da će vam, ako niste navikli da pijete vodu, to na početku biti mrsko.

Ali postepeno, s vremenom, moći ćete da ponovo osetite ukus vode, pa čak i da razumete koliko vam voda bolje gasi žeđ.

Ako morate neizostavno da dodate neki ukus, sipajte u vodu nekoliko kapljica limuna ili malo soka od jabuke.

Ako imate zdravstvenih problema zato što ste prestali da se trujete šećerima i toksinima u gaziranom piću, potražite mišljenje lekara pre nego što nastavite dalje.

Dobro, voda ! Pa nije to kraj sveta, zar ne ?

Pijte vodu onako kako ću vam preporučiti.

Naravno, ako nemate naviku da pijete mnogo tečnosti, imaćete potrebu da idete u toalet odmah pošto popijete malo vode.

To je normalno.

Vaše telo ima potrebu da se prilagodi. Vrlo brzo nećete morati da se praznite toliko često.

Sačuvajte prazne flašice da biste ih i sutra napunili.

Evo kako bih želela da pijete vodu :

- Čim ustanete : pola flašice vode.
- Dok idete na posao : pola flašice vode.
- Na poslu, pola sata pre ručka : pola flašice vode.

I što je vrlo važno, NEMOJTE DA PIJETE TOKOM OBROKA !

PIJTE SAMO JEDAN SAT NAKON ŠTO STE ZAVRŠILI OBROK !

- Jedan sat nakon obroka : pola flašice vode.
- Dva sata kasnije : pola flašice vode.
- Na putu do kuće : pola flašice vode.
- Pola sata pre večere :pola flašice vode.

I da ponovim, NEMOJTE DA PIJETE TOKOM OBROKA ! PIJTE SAMO JEDAN SAT NAKON ŠTO STE ZAVRŠILI OBROK !

- Sat posle večere : pola flašice vode.

Možda imate utisak da je to puno vode, ali, verujte mi, ova mala navika izazvaće velike promene u vašem organizmu.

Setite se da redovno napunite flašice prethodne večeri, da biste ih imali na raspolaganju sutradan.

Podsećam vas :

Vi ste SUPER

Na sigurnom ste

Vi ste baš kako treba takvi kakvi ste !

Nema potrebe da udovoljavate bilo kome drugom osim samom sebi.

I ja VAS VOLIM !

Drugi element koji treba da promenite je način disanja.

Znam dobro šta ćete mi reći ! Ja već dišem inače ne bih ni bio ovde !

Da, naravno. Problem je u tome što većina ljudi ne ume da diše PRAVILNO.

To bi trebalo da ponovo naučite ako ste zaboravili.

Za početak, stavite dlan na stomak, u nivou pupka. Ovo je potrebno da biste bili sigurni da dišete i stomakom a ne samo plućima.

Detaljno objašnjenje značaja disanja naći ćete u kursu **PRIVUCITE   IDEALNU   LINIJU** http://attractitude.rs/idealnu-liniju-mrsavljenje-privlacenje/

Većina ljudi diše plućima, pomoću grudne duplje. Najbolji način za disanje je da ispunite svoje telo vazduhom, da disanje ide sve do stomaka, sve do solarnog pleksusa.

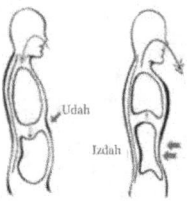

Kako bi trebalo da dišemo ?

Kada dišete pomoću stomaka, osetićete da se taj deo tela naduvava.

Obično žene manje vole da dišu na taj način jer nastoje da po svaku cenu sakriju svoj stomak. Zato ovu vežbu radite kad vas niko ne gleda.

Ovaj zdrav način disanja stomakom ima velike prednosti, između ostalog :

- Duži i zdraviji život
- Smanjenje stresa i anksioznosti
- Pomoć u borbi protiv straha
- Bolje varenje i dobijanje više energije, bolje snabdevanje ćelija kiseonikom
- Doktori takođe kažu, pošto je stres uzrok naslaga na stomaku, da disanje može značajno da vam pomogne da ih smanjite. Rešićete dve stvari "jednim udarcem".

Pokušajte odmah.

Osmehnite se široko i pomislite na lepo proveden dan. Udahnite duboko tako da vam vazduh siđe do stomaka.

Vežbajte.

Ako vam je stomak zgrčen, biće vam potrebno nekoliko dana da razvežete čvorove u stomaku.

Ali, čim vazduh bude počeo da prolazi, osećaćete se sve bolje i bolje.

Možete takođe da legnete na leđa i da masirate stomak pokretima u pravcu kazaljke na satu. To će vam pomoći u varenju i opuštanju.

Volela bih da svesno dišete, tako što udišete vazduh sve do stomaka, barem tri puta dnevno.

Ako ovo budete radili češće, utoliko bolje. Ako ste pod stresom, dišite.

Ako osetite strah da nećete naći životnog partnera, dišite.

Što više vremena posvetite disanju, bolje ćete se osećati.

Osim u slučaju da se bavite sportom koji zahteva kardio napore (trčanje, aerobik...) kada se preporučuje disanje plućima, volela bih da na kraju steknete naviku da uvek dišete prvo stomakom.

Što više budete kontrolisali svoje disanje, više ćete kontrolisati svoje emocije, a emocije su u osnovi pozitivne upotrebe Zakona privlačenja.

Ako već znate kako da dišete, možete preći na sledeću etapu.Počnite tako što ćete izdahnuti sav vazduh iz pluća.

Udišite kroz nos 4 sekunde.

Zadržite vazduh u stomaku 7 sekundi.

Zatim 8 sekundi izdahnite lagano kroz usta.

Nemojte da radite ovu vežbu dok vozite jer su moguće blage vrtoglavice.

Preporučujem vam da ovu vežbu radite nekoliko puta dnevno, ako je moguće svakog sata. Bićete sve smireniji i opušteniji i kontrolisaćete svoje emocije.

Dakle, jeste li spremni da počnete svoju drugu nedelju ? Dišite i sređujte.

Nije komplikovano, zar ne ?

Možemo to da uradimo !! Da li ste spremni ?

Recite DA !!
Recite DA !!
Recite DA !!!

Mogu to da uradim, mogu !

URADIĆU TO !!!

Znam da možete to da uradite. Imam poverenje u vas !
I volim vas !

Odvojite malo vremena i zapišite sve promene koje se dešavaju u vašim navikama.
Poštujte određeno vreme.

Slavica Bogdanov

Dan 8 :

Vežba "Volim sebe" ujutru ispred ogledala tokom 2 minuta

Čim se probudite : popiti pola flašice vode
Ujutru : Disanje tokom jednog minuta

_____
_____
_____

_____

Na putu do posla : popiti pola flašice vode

_____

Pola sata pre ručka : popiti pola flašice vode
Neposredno pre ručka : Disati tokom jednog minuta

_____
_____
_____

Sat posle ručka : popiti pola flašice vode

_____

Dva sata posle ručka : popiti pola flašice vode

_____

Na putu ka kući : popiti pola flašice vode

_____

Pola sata pre večere : popiti pola flašice vode
Neposredno pre večere : Disati tokom jednog minuta

_____
_____
_____

Sat posle večere : popiti pola flašice vode

Dan 9 :

Vežba "Volim sebe" ujutru ispred ogledala tokom 2 minuta

Čim se probudite : popiti pola flašice vode
Ujutru : Disanje tokom jednog minuta

Na putu do posla : popiti pola flašice vode

Pola sata pre ručka : popiti pola flašice vode
Neposredno pre ručka : Disati tokom jednog minuta

Sat posle ručka : popiti pola flašice vode

Dva sata posle ručka : popiti pola flašice vode

Na putu ka kući : popiti pola flašice vode

Pola sata pre večere : popiti pola flašice vode
Neposredno pre večere : Disati tokom jednog minuta

Sat posle večere : popiti pola flašice vode

Dan 10 :

Vežba "Volim sebe" ujutru ispred ogledala tokom 2 minuta

Čim se probudite : popiti pola flašice vode
Ujutru : Disanje tokom jednog minuta

Na putu do posla : popiti pola flašice vode

Pola sata pre ručka : popiti pola flašice vode
Neposredno pre ručka : Disati tokom jednog minuta

Sat posle ručka : popiti pola flašice vode

Dva sata posle ručka : popiti pola flašice vode

Na putu ka kući : popiti pola flašice vode

Pola sata pre večere : popiti pola flašice vode
Neposredno pre večere : Disati tokom jednog minuta

Sat posle večere : popiti pola flašice vode

Dan 11 :

Vežba "Volim sebe" ujutru ispred ogledala tokom 2 minuta

Čim se probudite : popiti pola flašice vode
Ujutru : Disanje tokom jednog minuta

Na putu do posla : popiti pola flašice vode

Pola sata pre ručka : popiti pola flašice vode
Neposredno pre ručka : Disati tokom jednog minuta

Sat posle ručka : popiti pola flašice vode

Dva sata posle ručka : popiti pola flašice vode

Na putu ka kući : popiti pola flašice vode

Pola sata pre večere : popiti pola flašice vode
Neposredno pre večere : Disati tokom jednog minuta

Sat posle večere : popiti pola flašice vode

Dan 12 :

Vežba "Volim sebe" ujutru ispred ogledala tokom 2 minuta

Čim se probudite : popiti pola flašice vode
Ujutru : Disanje tokom jednog minuta

Na putu do posla : popiti pola flašice vode

Pola sata pre ručka : popiti pola flašice vode
Neposredno pre ručka : Disati tokom jednog minuta

Sat posle ručka : popiti pola flašice vode

Dva sata posle ručka : popiti pola flašice vode

Na putu ka kući : popiti pola flašice vode

Pola sata pre večere : popiti pola flašice vode
Neposredno pre večere : Disati tokom jednog minuta

Sat posle večere : popiti pola flašice vode

Dan 13 :

Vežba "Volim sebe" ujutru ispred ogledala tokom 2 minuta

Čim se probudite : popiti pola flašice vode
Ujutru : Disanje tokom jednog minuta

Na putu do posla : popiti pola flašice vode

Pola sata pre ručka : popiti pola flašice vode
Neposredno pre ručka : Disati tokom jednog minuta

Sat posle ručka : popiti pola flašice vode

Dva sata posle ručka : popiti pola flašice vode

Na putu ka kući : popiti pola flašice vode

Pola sata pre večere : popiti pola flašice vode
Neposredno pre večere : Disati tokom jednog minuta

Sat posle večere : popiti pola flašice vode

Dan 14 :

Vežba "Volim sebe" ujutru ispred ogledala tokom 2 minuta

Čim se probudite : popiti pola flašice vode
Ujutru : Disanje tokom jednog minuta

Na putu do posla : popiti pola flašice vode

Pola sata pre ručka : popiti pola flašice vode
Neposredno pre ručka : Disati tokom jednog minuta

Sat posle ručka : popiti pola flašice vode

Dva sata posle ručka : popiti pola flašice vode

Na putu ka kući : popiti pola flašice vode

Pola sata pre večere : popiti pola flašice vode
Neposredno pre večere : Disati tokom jednog minuta

Sat posle večere : popiti pola flašice vode

Bravo završili ste i drugu nedelju na putu ka uspehu !
Kako se osećate ? Kako se razvija vaša navika da pijete vodu?
Lako, ne baš lako ?

Znam da to možete da uradite ! Znam da ćete se poboljšati s
vremenom !

Ne brinite ako ste povremeno zaboravili da popijete vode.
Važno je da zabeležite svoje greške da biste se popravili i da
biste se podsetili koliko ste napredovali kada budete postigli
svoj cilj

Setite se :

Vi ste genijalni !

Vi ste OK !

Vi ste EKSTRA !

Kako se osećate ? :

_____
_____
_____
_____
_____
_____
_____
_____
_____
_____
_____

Zapamtite, sve će vam bolje i bolje ići.

Ovo je tek druga nedelja.

Radimo polako da bi rezultati bili trajni.

Ne brinite ako vam je propao jedan dan.

Snažni ste i nadoknadićete ga.

Pre nego što krenete na sledeću nedelju, objasniću vam narednu vežbu. Ovo ćete raditi na kraju svakog dana, najbolje dok ste sami pod tušem.

Vežba se zove "Volim svoje telo".

Za ovu vežbu treba da ste nagi. Na početku vam ovo može izgledati stvarno neobično, ali je veoma moćno.

Većina ljudi koji imaju višak kilograma mrze svoje telo. Izgledaju kao da se bore sa najgorim neprijateljem.

Kada se pogledate u ogledalo možda ćete videti samo one delove svog tela koje mrzite.

Na primer, gledaćete svoj stomak s prezirom. Za to vreme, obećaćete sebi da ćete sutra manje jesti. Zatim ćete sutra ipak još više pojesti i još više mrzeti sebe.

Potrebno je da prekinete taj začarani krug.

To moramo da promenimo.

Što više obraćate pažnju na nešto, to će se sve više uvećavati.

Dakle, što više obraćate pažnju na svoj višak kilograma i na svoj stomak, oni će postajati sve veći.

Od sada ćete početi da pazite na svoje telo i da volite svoje telo.

Nemojte više da se borite sa njim već postanite njegov prijatelj.

Nije vaše telo krivo što ste se vi ugojili. To nije ni vaša krivica. To se prosto desilo, to je sve.

Reč je o lekciji, nekom vrstu iskustva. Mislili ste da je hrana najbolje rešenje za vas.

Od sada možete to da promenite.

Nema potrebe da mrzite rezultat da biste se popravili. Naprotiv.

Od sada ćete raditi suprotno, obratićete pažnju na svoje telo i volećete ga.

Nemojte više da se borite s njim, već postanite njegov prijatelj.

Niko nije savršen. Vi ste savršeni takvi kakvi ste.

Od sada ćete voleti svoje telo.

Kad god se tuširate, želim da se fokusirate na svoje telo.

Želim da volite svaki delić koji trljate.

Svaki put kad budete prali neki deo tela, želim da mentalno izgovorite jedno "volim te" upućeno posebno tom delu tela.

Imenujte taj deo tela i recite zašto ga volite.

Na primer, možete reći:

- Volim svoj stomak jer u njemu dobro svarim sve što pojedem.
- Volim svoje noge jer mi one omogućavaju da odem gde god želim.
- Volim svoje ruke jer bez njih ništa ne bih mogla da uradim.

Prisetite se da je vaše telo stvarno vaš najbolji prijatelj.

Ova vežba pomoći će vam takođe da poboljšate svoje zdravlje, da se bolje osećate u svojoj koži, da se krećete s više lakoće, i čak da se oslobodite nekoliko suvišnih kilograma.

Volite svoje telo, hram vaše duše, koji vam pruža priliku da živite na ovoj planeti.

Dan 15 :

Vežba "Volim sebe" ujutru ispred ogledala tokom 2 minuta

Čim se probudite : popiti pola flašice vode
Ujutru : Disanje tokom jednog minuta

Na putu do posla : popiti pola flašice vode

Pola sata pre ručka : popiti pola flašice vode
Neposredno pre ručka : Disati tokom jednog minuta

Sat posle ručka : popiti pola flašice vode

Dva sata posle ručka : popiti pola flašice vode

Na putu ka kući : popiti pola flašice vode

Pola sata pre večere : popiti pola flašice vode
Neposredno pre večere : Disati tokom jednog minuta

Sat posle večere : popiti pola flašice vode

Vežba : "Volim svoje telo"

Dan 16 :

Vežba "Volim sebe" ujutru ispred ogledala tokom 2 minuta

Čim se probudite : popiti pola flašice vode
Ujutru : Disanje tokom jednog minuta

Na putu do posla : popiti pola flašice vode

Pola sata pre ručka : popiti pola flašice vode
Neposredno pre ručka : Disati tokom jednog minuta

Sat posle ručka : popiti pola flašice vode

Dva sata posle ručka : popiti pola flašice vode

Na putu ka kući : popiti pola flašice vode

Pola sata pre večere : popiti pola flašice vode
Neposredno pre večere : Disati tokom jednog minuta

Sat posle večere : popiti pola flašice vode

Vežba : "Volim svoje telo"

Dan 17 :

Vežba "Volim sebe" ujutru ispred ogledala tokom 2 minuta

Čim se probudite : popiti pola flašice vode
Ujutru : Disanje tokom jednog minuta

Na putu do posla : popiti pola flašice vode

Pola sata pre ručka : popiti pola flašice vode
Neposredno pre ručka : Disati tokom jednog minuta

Sat posle ručka : popiti pola flašice vode

Dva sata posle ručka : popiti pola flašice vode

Na putu ka kući : popiti pola flašice vode

Pola sata pre večere : popiti pola flašice vode
Neposredno pre večere : Disati tokom jednog minuta

Sat posle večere : popiti pola flašice vode

Vežba : "Volim svoje telo"

Dan 18 :

Vežba "Volim sebe" ujutru ispred ogledala tokom 2 minuta

Čim se probudite : popiti pola flašice vode
Ujutru : Disanje tokom jednog minuta

Na putu do posla : popiti pola flašice vode

Pola sata pre ručka : popiti pola flašice vode
Neposredno pre ručka : Disati tokom jednog minuta

Sat posle ručka : popiti pola flašice vode

Dva sata posle ručka : popiti pola flašice vode

Na putu ka kući : popiti pola flašice vode

Pola sata pre večere : popiti pola flašice vode
Neposredno pre večere : Disati tokom jednog minuta

Sat posle večere : popiti pola flašice vode

Vežba : "Volim svoje telo"

Dan 19 :

Vežba "Volim sebe" ujutru ispred ogledala tokom 2 minuta

Čim se probudite : popiti pola flašice vode
Ujutru : Disanje tokom jednog minuta

Na putu do posla : popiti pola flašice vode

Pola sata pre ručka : popiti pola flašice vode
Neposredno pre ručka : Disati tokom jednog minuta

Sat posle ručka : popiti pola flašice vode

Dva sata posle ručka : popiti pola flašice vode

Na putu ka kući : popiti pola flašice vode

Pola sata pre večere : popiti pola flašice vode
Neposredno pre večere : Disati tokom jednog minuta

Sat posle večere : popiti pola flašice vode

Vežba : "Volim svoje telo"

Dan 20 :

Vežba "Volim sebe" ujutru ispred ogledala tokom 2 minuta

Čim se probudite : popiti pola flašice vode
Ujutru : Disanje tokom jednog minuta

Na putu do posla : popiti pola flašice vode

Pola sata pre ručka : popiti pola flašice vode
Neposredno pre ručka : Disati tokom jednog minuta

Sat posle ručka : popiti pola flašice vode

Dva sata posle ručka : popiti pola flašice vode

Na putu ka kući : popiti pola flašice vode

Pola sata pre večere : popiti pola flašice vode
Neposredno pre večere : Disati tokom jednog minuta

Sat posle večere : popiti pola flašice vode

Vežba : "Volim svoje telo"

Dan 21 :

Vežba "Volim sebe" ujutru ispred ogledala tokom 2 minuta

Čim se probudite : popiti pola flašice vode
Ujutru : Disanje tokom jednog minuta

Na putu do posla : popiti pola flašice vode

Pola sata pre ručka : popiti pola flašice vode
Neposredno pre ručka : Disati tokom jednog minuta

Sat posle ručka : popiti pola flašice vode

Dva sata posle ručka : popiti pola flašice vode

Na putu ka kući : popiti pola flašice vode

Pola sata pre večere : popiti pola flašice vode
Neposredno pre večere : Disati tokom jednog minuta

Sat posle večere : popiti pola flašice vode

Vežba : "Volim svoje telo"

Super ! Već ste završili treću nedelju. Bravo !

Da li ste ponosni ?

Kako se osećate ?

Da li ste ponosni ? Kako se osećate ? Možete li još malo da pomerite svoje granice ? Naravno da možete !

Podsetiću vas da je prva vežba koju sam tražila od vas da uradite i najvažnija od svih. To je vežba tokom koje govorite sebi "volim te". Ne prestajte nikad s tom vežbom.

Od sada ćete joj dodati dodatnih 30 sekundi.

Podsetiću vas : potrebno je da se gledate u oči i fokusirate se na svu ljubav koju možete osetiti prema sebi, prema svojoj duši, prema malom detetu koje drema u vama i koje traži da ponovo bude voljeno.

Recite DA !!!

Ove nedelje, koja označava prvu trećinu vašeg putovanja ka uspehu, dodaćete dve stvari.

Prva je vežba koja se zove afirmacija.

Trebaće vam komad papira koji ćete nositi sa sobom sve vreme.

Od danas ćete izabrati jednu moćnu afirmaciju koju ćete ponavljati oko 300 puta na dan. Da, 300.

Evo nekoliko primera :

- Volim sebe i cenim sebe takvu kakva sam (takav kakav sam)
- Ne treba mi vise ovaj višak kilogranma. Moje telo je moj prijatelj
- Svakog dana se oslobađam viška kilograma.
- Volim zdravu hranu kao što su voće i povrće.
- Moje telo je puno energije.
- Volim sebe sve više i svakog dana sve više izgledam vitko.

Izaberite jednu od ovih rečenica ili napravite neku samo za sebe.

Možete da je menjate svake nedelje.

Kada budete osetili sumnju u svoj uspeh, pročitajte ponovo ovu rečenicu.

Slavica Bogdanov

Mislim ozbiljno kad vam kažem 300 puta dnevno.

Razlog za to detaljno objašnjavam u kursu **PRIVUCITE IDEALNU LINIJU** http://attractitude.rs/idealnu-liniju-mrsavljenje-privlacenje/

Dovoljno ste sebi ispričali negativnih rečenica tokom svih prošlih godina, sigurno više od 300 puta dnevno.

Morate da promenite svoj način razmišljanja.

Hoćete da uspete, zar ne ?

Ovo je dobar način da to i ostvarite.

Imate mogućnost da svoje afirmacije podelite u tri grupe dnevno, po sto u svakoj grupi.

Morate da ponavljate afirmaciju sve dok ne postane sastavni deo vašeg misaonog procesa.

Izaberite jednu afirmaciju i zapišite je ovde :

_____
_____
_____
_____
_____

Drugi element koji treba da dodate je eliminacija svih sokova i gaziranih pića.

Znam da to možete da uradite.

To je beznačajan detalj koji će vam pomoći da uštedite nešto novca.

Unosite mnogo kalorija samo kroz piće koje konzumirate.

Pokušajte da smanjite upotrebu alkohola onoliko koliko možete.

Prioritet je da eliminišete gazirana pića.

Zatim, koktele i pivo možete zameniti crnim vinom (jednom čašom).

Pivo utiče na nadimanje stomaka, a kokteli sadrže puno šećera. Jedna čaša dobrog crnog vina može da vam smanji nivo holesterola u krvi.

Uklonite na kraju iz upotrebe i sokove jer mogu da sadrže suviše šećera (ili soli).

Takođe, preporučujem vam da posetite nutricionistu i da proverite da li vam možda nedostaju neki vitamini.

Takav nedostatak mogao bi da izazove manjak energije. Bezvoljnost vam neće pomoći da se dovedete u željenu formu.

Evo idealnog trenutka da ponovite razloge zbog kojih želite da se rešite viška kilograma.

Pre nego što počnete ovu nedelju, izbacite iz upotrebe sva negativne napitke i nemojte ih više kupovati.

Možemo to da uradimo ! Da li ste spremni ?

Recite DA !!
Recite DA !!
Recite DA !!!

Mogu to da uradim, mogu !

URADIĆU TO !!!

Dan 22 :

Vežba "Volim sebe" ujutru ispred ogledala tokom 2 minuta
Ponovite vašu afirmaciju otprilike 300 puta u toku dana

Čim se probudite : popiti pola flašice vode
Ujutru : Disanje tokom jednog minuta

Na putu do posla : popiti pola flašice vode

Pola sata pre ručka : popiti pola flašice vode
Neposredno pre ručka : Disati tokom jednog minuta

Sat posle ručka : popiti pola flašice vode

Dva sata posle ručka : popiti pola flašice vode

Na putu ka kući : popiti pola flašice vode

Pola sata pre večere : popiti pola flašice vode
Neposredno pre večere : Disati tokom jednog minuta

Sat posle večere : popiti pola flašice vode
Vežba : "Volim svoje telo"

Dan 23 :

Vežba "Volim sebe" ujutru ispred ogledala tokom 2 minuta
Ponovite vašu afirmaciju otprilike 300 puta u toku dana

Čim se probudite : popiti pola flašice vode
Ujutru : Disanje tokom jednog minuta

Na putu do posla : popiti pola flašice vode

Pola sata pre ručka : popiti pola flašice vode
Neposredno pre ručka : Disati tokom jednog minuta

Sat posle ručka : popiti pola flašice vode

Dva sata posle ručka : popiti pola flašice vode

Na putu ka kući : popiti pola flašice vode

Pola sata pre večere : popiti pola flašice vode
Neposredno pre večere : Disati tokom jednog minuta

Sat posle večere : popiti pola flašice vode
Vežba : "Volim svoje telo"

Dan 24 :

Vežba "Volim sebe" ujutru ispred ogledala tokom 2 minuta
Ponovite vašu afirmaciju otprilike 300 puta u toku dana

Čim se probudite : popiti pola flašice vode
Ujutru : Disanje tokom jednog minuta

Na putu do posla : popiti pola flašice vode

Pola sata pre ručka : popiti pola flašice vode
Neposredno pre ručka : Disati tokom jednog minuta

Sat posle ručka : popiti pola flašice vode

Dva sata posle ručka : popiti pola flašice vode

Na putu ka kući : popiti pola flašice vode

Pola sata pre večere : popiti pola flašice vode
Neposredno pre večere : Disati tokom jednog minuta

Sat posle večere : popiti pola flašice vode
Vežba : "Volim svoje telo"

Dan 25 :

Vežba "Volim sebe" ujutru ispred ogledala tokom 2 minuta
Ponovite vašu afirmaciju otprilike 300 puta u toku dana

Čim se probudite : popiti pola flašice vode
Ujutru : Disanje tokom jednog minuta

Na putu do posla : popiti pola flašice vode

Pola sata pre ručka : popiti pola flašice vode
Neposredno pre ručka : Disati tokom jednog minuta

Sat posle ručka : popiti pola flašice vode

Dva sata posle ručka : popiti pola flašice vode

Na putu ka kući : popiti pola flašice vode

Pola sata pre večere : popiti pola flašice vode
Neposredno pre večere : Disati tokom jednog minuta

Sat posle večere : popiti pola flašice vode
Vežba : "Volim svoje telo"

Dan 26 :

Vežba "Volim sebe" ujutru ispred ogledala tokom 2 minuta
Ponovite vašu afirmaciju otprilike 300 puta u toku dana

Čim se probudite : popiti pola flašice vode
Ujutru : Disanje tokom jednog minuta

Na putu do posla : popiti pola flašice vode

Pola sata pre ručka : popiti pola flašice vode
Neposredno pre ručka : Disati tokom jednog minuta

Sat posle ručka : popiti pola flašice vode

Dva sata posle ručka : popiti pola flašice vode

Na putu ka kući : popiti pola flašice vode

Pola sata pre večere : popiti pola flašice vode
Neposredno pre večere : Disati tokom jednog minuta

Sat posle večere : popiti pola flašice vode
Vežba : "Volim svoje telo"

Dan 27 :

Vežba "Volim sebe" ujutru ispred ogledala tokom 2 minuta
Ponovite vašu afirmaciju otprilike 300 puta u toku dana

Čim se probudite : popiti pola flašice vode
Ujutru : Disanje tokom jednog minuta

Na putu do posla : popiti pola flašice vode

Pola sata pre ručka : popiti pola flašice vode
Neposredno pre ručka : Disati tokom jednog minuta

Sat posle ručka : popiti pola flašice vode

Dva sata posle ručka : popiti pola flašice vode

Na putu ka kući : popiti pola flašice vode

Pola sata pre večere : popiti pola flašice vode
Neposredno pre večere : Disati tokom jednog minuta

Sat posle večere : popiti pola flašice vode
Vežba : "Volim svoje telo"

Dan 28 :

Vežba "Volim sebe" ujutru ispred ogledala tokom 2 minuta
Ponovite vašu afirmaciju otprilike 300 puta u toku dana

Čim se probudite : popiti pola flašice vode
Ujutru : Disanje tokom jednog minuta

Na putu do posla : popiti pola flašice vode

Pola sata pre ručka : popiti pola flašice vode
Neposredno pre ručka : Disati tokom jednog minuta

Sat posle ručka : popiti pola flašice vode

Dva sata posle ručka : popiti pola flašice vode

Na putu ka kući : popiti pola flašice vode

Pola sata pre večere : popiti pola flašice vode
Neposredno pre večere : Disati tokom jednog minuta

Sat posle večere : popiti pola flašice vode
Vežba : "Volim svoje telo"

Kako se osećate ? Protekao je vaš prvi mesec.

ČESTITAM !

Treba da proslavite. Nije baš neophodno da poslužite čokoladu i kolače. Slobodno skačite od sreće ili se častite masažom.

Stvarno sam ponosna na vas !

Da li radite sve vežbe, pijete vodu i dišete ? Volite sebe i ujutru i uveče ? Ponavljate svoje afirmacije svakog dana ?

U redu, treba da znate i ovo.

Vaše telo nikada neće biti savršeno. Ono šta treba da uradite je da sve radite najbolje što možete !

Radite najbolje što možete ! Hajde !

Recite mi da želite da živite svoj život najbolje što možete ! Kupili ste ovu knjigu da to učinite, pa morate da uložite malo više volje !

Znam da možete to da uradite ! Ja sam to uradila, pa možete i vi da uspete u tome !

Koliko dana ste uspeli da provedete bez gaziranog pića ili alkohola ?

Dobro, niste uspeli jedanput ili dvaput.

Nije strašno, nadoknadićete.

Volim vas !

Postanite svakog puta sve bolji i bolji ! Učite sa svojih grešaka. Uočite trenutke kad ste pravili propuste i nemojte da ih ponovite.

Recite NE ! Ja sam jača (jači) od tih želja. Sebe volim previše.

Zadržite dobar pravac !

Za nedelju broj 5 volela bih da uradite sledeće stvari. Dve nove stvari.

Prva stvar se zove zahvalnost.

Zahvalnost je vrlo moćna.

Što više budete osećali zahvalnost, više će se magija javljati u vašem životu. Kao rezultat, vaš život biće harmoničniji, a duša će vam se ispuniti srećom. Osetićete, osim toga, i da ste manje gladni.

To što želim da uradite je vrlo jednostavno. Želim da uzmete blokčić i zabeležite dnevno deset stvari za koje osećate zahvalnost.

Na primer, možete biti zahvalni što ste zdravi, jer vas zdravlje drži u životu i jer ste tako zajedno sa onima koje volite.

Možete osećati zahvalnost zbog svog posla jer tako zarađujete novac koji trošite.

Možete osećati zahvalnost zbog članova svoje porodice jer vas vole.

Možete takođe da odlučite da svoju energiju usmerite samo na zahvalnost u vezi sa ljubavlju.

Na primer, možete biti zahvalni za svu ljubav koju ste dobili u životu.

Možete izabrati da izrazite poštovanje prema svim prošlim ljubavima ili čak da izrazite zahvalnost za ljubav koja će tek doći.

Jeste li razumeli princip ?

Stavite blokčić pored svog kreveta i pre nego što zaspite, zapišite razloge za zahvalnost. Najmanje deset stvari.

Vrlo je jednostavno.

Videćete da ćete bolje spavati. Na kraju ćete biti i bolje raspoloženi.

Budićete se zahvalni.

Druga stvar koju bih volela da uradite je da napišete sebi jedno obećanje.

Ovo izgleda neobično, ali je veoma važno.

Zašto ?

Zato što volimo da želje i obećanja šaljemo ljudima koje volimo, pa zašto da ne počnemo od sebe ?

Zapisaćete dole jedno svečano obećanje.

Na primer, daćete sebi obećanje da ćete uvek dobro spavati, da ćete prestati da jedete više nego što vam treba, da ćete jesti polako, da ćete jesti polako, da ćete jesti više voća i povrća ...

Zapišite obećanje svojim rečima i prepišite ga na malo parče papira.

_____
_____
_____
_____
_____
_____
_____
_____
_____
_____
_____
_____
_____

Volela bih da svoje obećanje pročitate svakog dana sredinom dana, kao molitvu koju sebi upućujete, da ćete paziti na sebe šta god da se dešava. Obećanje ljubavi prema sebi samom.

Ova vežba je važna (kao i sve ostale) jer će vam uvećati samopoštovanje i ljubav prema sebi.

Nikad ne želite da povredite nekoga koga volite, dakle sebe ćete voleti još beskrajno više.

Mršavljenje će doći kao rezultat ovog procesa, jer telo koje voli sebe više neće želeti negativne elemente.

Možemo to da uradimo ! Da li ste spremni ?

Recite DA !!
Recite DA !!
Recite DA !!!

Mogu to da uradim, mogu !

URADIĆU TO !!!

Dan 29 :

Vežba "Volim sebe" ujutru ispred ogledala tokom 2 minuta
Ponovite vašu afirmaciju otprilike 300 puta u toku dana
Čim se probudite : popiti pola flašice vode
Ujutru : Disanje tokom jednog minuta

Na putu do posla : popiti pola flašice vode

Pola sata pre ručka : popiti pola flašice vode
Neposredno pre ručka : Disati tokom jednog minuta
Moje obećanje od podneva

Sat posle ručka : popiti pola flašice vode

Dva sata posle ručka : popiti pola flašice vode

Na putu ka kući : popiti pola flašice vode

Pola sata pre večere : popiti pola flašice vode
Neposredno pre večere : Disati tokom jednog minuta

Sat posle večere : popiti pola flašice vode

Vežba : "Volim svoje telo"
"Moja lista zahvalnosti"

Dan 30 :

Vežba "Volim sebe" ujutru ispred ogledala tokom 2 minuta
Ponovite vašu afirmaciju otprilike 300 puta u toku dana
Čim se probudite : popiti pola flašice vode
Ujutru : Disanje tokom jednog minuta

Na putu do posla : popiti pola flašice vode

Pola sata pre ručka : popiti pola flašice vode
Neposredno pre ručka : Disati tokom jednog minuta
Moje obećanje od podneva

Sat posle ručka : popiti pola flašice vode

Dva sata posle ručka : popiti pola flašice vode

Na putu ka kući : popiti pola flašice vode

Pola sata pre večere : popiti pola flašice vode
Neposredno pre večere : Disati tokom jednog minuta

Sat posle večere : popiti pola flašice vode

Vežba : "Volim svoje telo"
"Moja lista zahvalnosti"

Dan 31 :

Vežba "Volim sebe" ujutru ispred ogledala tokom 2 minuta
Ponovite vašu afirmaciju otprilike 300 puta u toku dana
Čim se probudite : popiti pola flašice vode
Ujutru : Disanje tokom jednog minuta

Na putu do posla : popiti pola flašice vode

Pola sata pre ručka : popiti pola flašice vode
Neposredno pre ručka : Disati tokom jednog minuta
Moje obećanje od podneva

Sat posle ručka : popiti pola flašice vode

Dva sata posle ručka : popiti pola flašice vode

Na putu ka kući : popiti pola flašice vode

Pola sata pre večere : popiti pola flašice vode
Neposredno pre večere : Disati tokom jednog minuta

Sat posle večere : popiti pola flašice vode

Vežba : "Volim svoje telo"
"Moja lista zahvalnosti"

Dan 32 :

Vežba "Volim sebe" ujutru ispred ogledala tokom 2 minuta
Ponovite vašu afirmaciju otprilike 300 puta u toku dana
Čim se probudite : popiti pola flašice vode
Ujutru : Disanje tokom jednog minuta

Na putu do posla : popiti pola flašice vode

Pola sata pre ručka : popiti pola flašice vode
Neposredno pre ručka : Disati tokom jednog minuta
Moje obećanje od podneva

Sat posle ručka : popiti pola flašice vode

Dva sata posle ručka : popiti pola flašice vode

Na putu ka kući : popiti pola flašice vode

Pola sata pre večere : popiti pola flašice vode
Neposredno pre večere : Disati tokom jednog minuta

Sat posle večere : popiti pola flašice vode

Vežba : "Volim svoje telo"
"Moja lista zahvalnosti"

Dan 33 :

Vežba "Volim sebe" ujutru ispred ogledala tokom 2 minuta
Ponovite vašu afirmaciju otprilike 300 puta u toku dana
Čim se probudite : popiti pola flašice vode
Ujutru : Disanje tokom jednog minuta

Na putu do posla : popiti pola flašice vode

Pola sata pre ručka : popiti pola flašice vode
Neposredno pre ručka : Disati tokom jednog minuta
Moje obećanje od podneva

Sat posle ručka : popiti pola flašice vode

Dva sata posle ručka : popiti pola flašice vode

Na putu ka kući : popiti pola flašice vode

Pola sata pre večere : popiti pola flašice vode
Neposredno pre večere : Disati tokom jednog minuta

Sat posle večere : popiti pola flašice vode

Vežba : "Volim svoje telo"
"Moja lista zahvalnosti"

Dan 34 :

Vežba "Volim sebe" ujutru ispred ogledala tokom 2 minuta
Ponovite vašu afirmaciju otprilike 300 puta u toku dana
Čim se probudite : popiti pola flašice vode
Ujutru : Disanje tokom jednog minuta

Na putu do posla : popiti pola flašice vode

Pola sata pre ručka : popiti pola flašice vode
Neposredno pre ručka : Disati tokom jednog minuta
Moje obećanje od podneva

Sat posle ručka : popiti pola flašice vode

Dva sata posle ručka : popiti pola flašice vode

Na putu ka kući : popiti pola flašice vode

Pola sata pre večere : popiti pola flašice vode
Neposredno pre večere : Disati tokom jednog minuta

Sat posle večere : popiti pola flašice vode

Vežba : "Volim svoje telo"
"Moja lista zahvalnosti"

Dan 35 :

Vežba "Volim sebe" ujutru ispred ogledala tokom 2 minuta
Ponovite vašu afirmaciju otprilike 300 puta u toku dana
Čim se probudite : popiti pola flašice vode
Ujutru : Disanje tokom jednog minuta

Na putu do posla : popiti pola flašice vode

Pola sata pre ručka : popiti pola flašice vode
Neposredno pre ručka : Disati tokom jednog minuta
Moje obećanje od podneva

Sat posle ručka : popiti pola flašice vode

Dva sata posle ručka : popiti pola flašice vode

Na putu ka kući : popiti pola flašice vode

Pola sata pre večere : popiti pola flašice vode
Neposredno pre večere : Disati tokom jednog minuta

Sat posle večere : popiti pola flašice vode

Vežba : "Volim svoje telo"
"Moja lista zahvalnosti"

Kako se osećate ?

Sigurna sam da se osećate bolje u pogledu sebe i u pogledu svog života.

Ako radite sve što vam kažem, mora da vam je odeća postala velika.

Ako ne, ne treba da brinete, već da se zapitate zašto ne nalazite vremena da uradite sve vežbe.

Morate da ih radite.

Kupili ste knjigu i dobro ste počeli. Morate da nastavite !

Jeste li već odgovorili na sve poruke na internetu ? Jeste li već bili na prvom randevu ?

Znam da možete to da uradite !

Sigurna sam u to.

Posvetite malo vremena i osmotrite situaciju, sve što je za i što je protiv.

Razmislite o razlozima koji vas sprečavaju da uradite vežbe svakog dana.

Obećajte sebi da ćete više potruditi sledeće nedelje.

Verujte u sebe ! Imate tu moć ! Uzmite je !

Mršaviti bez patnje uz pomoć Zakona privlačenja

Ove nedelje ćete dodati još jednu vežbu svojoj novoj dnevnoj rutini.

Ta vežba se zove tišina.

Mnogi govore o koristima koje donosi meditacija.

Na nesreću, većina ljudi je ne koristi. Ako je vi primenjujete, bravo !

U suprotnom, evo primera kako možete meditirati. Pogledajte više o meditaciji i u kursu **PRIVUCITE IDEALNU LINIJU** http://attractitude.rs/idealnu-liniju-mrsavljenje-privlacenje/ .

Ako nikada ranije niste meditirali, pitate se kako se to radi i zašto biste to radili.

Sve osobe koje su uspešne bave se meditacijom. To će vam pomoći da poboljšate moć koncentracije i smirenosti i da se fokusirate na ono što je zaista važno.

Mi živimo u svetu koji je dinamičan, u kome se često gubimo, bilo da je reč o poslu ili o vezama.

Koliko puta ste čuli nekog da kaže : "Tražim sebe".

Mnogi ljudi žive svoje živote "na ovlašćenje", da nekome drugom učine zadovoljstvo.

Kad boravimo u tišini, možemo da pronađemo svoju duboku suštinu i nahranimo svoju dušu.

Istovremeno imamo manju potrebu da sa eksesivnošću hranimo naše telo.

Vaša moć koncentracije biće veća i moći ćete da se osećate smirenije, s većom kontrolom nad sobom.

Početnicima ću tražiti da jednostavno 5 minuta budu u tišini. Počećete sa 5 minuta i postepeno povećavati trajanje sve dok ne dođete do 20 minuta svakodnevne tišine.

Kako pronaći vreme za to ?

Ustanite ranije, to je barem lako. Mnogi gledaju televiziju u proseku 3-4 sata dnevno. Možete sigurno naći 5 minuta u toku dana.

Postoje različiti načini meditacije.

Trebalo bi da se naviknete da meditirate dva puta dnevno.

Način koji ja najčešće koristim je najjednostavniji.

Reč je o tome da jednostavno pažnju usmerite na svoje disanje. Verujte mi, to je najteža i najlakša stvar koju treba uraditi.

Potrebno je da pronađete mirno mesto, gde vas niko neće ometati.

Ako imate decu, možete se zatvoriti u toalet, u najgorem slučaju. Ili, zatražite da ih pričuva vaš partner.

Imate pravo na taj trenutak mira.

Moći ćete da pružite više ljubavi ako budete ovo radili.

Pronađite udobno mesto i sedite s rukama opruženim na kolenima, s dlanovima na gore.

Obe noge moraju čvrsto stajati na tlu.

Dišite duboko i usmeravajte pažnju samo na svoje disanje. Zatvorite oči i smirite se.

Usmerite pažnju na svoje disanje. Primetite vazduh koji ulazi hladan a izlazi topao.

Mislite na to da čistite svoje telo sa svakim udisajem i izdisajem.

Pustite duh neka luta.

Imate mnogo misli koje vam kruže u glavi, i potrebno je da napravite prazninu. Neka prolaze i vi usmerite pažnju na disanje. Ne obraćajte pažnju na misli. Biće ih mnogo na početku, a onda sve manje i manje. Kako vreme prolazi, imaćete sve više tišine a gotovo nimalo opterećujućih misli.

Možemo to da uradimo ! Da li ste spremni ?

Recite DA !!
Recite DA !!
Recite DA !!!

Mogu to da uradim, mogu ! URADIĆU TO !!!

Dan 36 :

Vežba "Volim sebe" ujutru ispred ogledala tokom 2 minuta
Ponovite vašu afirmaciju otprilike 300 puta u toku dana
Čim se probudite : popiti pola flašice vode
Ujutru : Disanje tokom jednog minuta
Najmanje 5 minuta tišine

Na putu do posla : popiti pola flašice vode

Pola sata pre ručka : popiti pola flašice vode
Neposredno pre ručka : Disati tokom jednog minuta
Moje obećanje od podneva

Sat posle ručka : popiti pola flašice vode
Dva sata posle ručka : popiti pola flašice vode

Na putu ka kući : popiti pola flašice vode

Pola sata pre večere : popiti pola flašice vode
Neposredno pre večere : Disati tokom jednog minuta

Sat posle večere : popiti pola flašice vode
Vežba : "Volim svoje telo"
"Moja lista zahvalnosti"

Dan 37 :

Vežba "Volim sebe" ujutru ispred ogledala tokom 2 minuta
Ponovite vašu afirmaciju otprilike 300 puta u toku dana
Čim se probudite : popiti pola flašice vode
Ujutru : Disanje tokom jednog minuta
Najmanje 5 minuta tišine

Na putu do posla : popiti pola flašice vode

Pola sata pre ručka : popiti pola flašice vode
Neposredno pre ručka : Disati tokom jednog minuta
Moje obećanje od podneva

Sat posle ručka : popiti pola flašice vode
Dva sata posle ručka : popiti pola flašice vode

Na putu ka kući : popiti pola flašice vode

Pola sata pre večere : popiti pola flašice vode
Neposredno pre večere : Disati tokom jednog minuta

Sat posle večere : popiti pola flašice vode
Vežba : "Volim svoje telo"
"Moja lista zahvalnosti"

Dan 38 :

Vežba "Volim sebe" ujutru ispred ogledala tokom 2 minuta
Ponovite vašu afirmaciju otprilike 300 puta u toku dana
Čim se probudite : popiti pola flašice vode
Ujutru : Disanje tokom jednog minuta
Najmanje 5 minuta tišine

Na putu do posla : popiti pola flašice vode

Pola sata pre ručka : popiti pola flašice vode
Neposredno pre ručka : Disati tokom jednog minuta
Moje obećanje od podneva

Sat posle ručka : popiti pola flašice vode
Dva sata posle ručka : popiti pola flašice vode

Na putu ka kući : popiti pola flašice vode

Pola sata pre večere : popiti pola flašice vode
Neposredno pre večere : Disati tokom jednog minuta

Sat posle večere : popiti pola flašice vode
Vežba : "Volim svoje telo"
"Moja lista zahvalnosti"

Dan 39 :

Vežba "Volim sebe" ujutru ispred ogledala tokom 2 minuta
Ponovite vašu afirmaciju otprilike 300 puta u toku dana
Čim se probudite : popiti pola flašice vode
Ujutru : Disanje tokom jednog minuta
Najmanje 5 minuta tišine

Na putu do posla : popiti pola flašice vode

Pola sata pre ručka : popiti pola flašice vode
Neposredno pre ručka : Disati tokom jednog minuta
Moje obećanje od podneva

Sat posle ručka : popiti pola flašice vode
Dva sata posle ručka : popiti pola flašice vode

Na putu ka kući : popiti pola flašice vode

Pola sata pre večere : popiti pola flašice vode
Neposredno pre večere : Disati tokom jednog minuta

Sat posle večere : popiti pola flašice vode
Vežba : "Volim svoje telo"
"Moja lista zahvalnosti"

Dan 40 :

Vežba "Volim sebe" ujutru ispred ogledala tokom 2 minuta
Ponovite vašu afirmaciju otprilike 300 puta u toku dana
Čim se probudite : popiti pola flašice vode
Ujutru : Disanje tokom jednog minuta
Najmanje 5 minuta tišine

Na putu do posla : popiti pola flašice vode

Pola sata pre ručka : popiti pola flašice vode
Neposredno pre ručka : Disati tokom jednog minuta
Moje obećanje od podneva

Sat posle ručka : popiti pola flašice vode
Dva sata posle ručka : popiti pola flašice vode

Na putu ka kući : popiti pola flašice vode

Pola sata pre večere : popiti pola flašice vode
Neposredno pre večere : Disati tokom jednog minuta

Sat posle večere : popiti pola flašice vode
Vežba : "Volim svoje telo"
"Moja lista zahvalnosti"

Dan 41 :

Vežba "Volim sebe" ujutru ispred ogledala tokom 2 minuta
Ponovite vašu afirmaciju otprilike 300 puta u toku dana
Čim se probudite : popiti pola flašice vode
Ujutru : Disanje tokom jednog minuta
Najmanje 5 minuta tišine

Na putu do posla : popiti pola flašice vode

Pola sata pre ručka : popiti pola flašice vode
Neposredno pre ručka : Disati tokom jednog minuta
Moje obećanje od podneva

Sat posle ručka : popiti pola flašice vode
Dva sata posle ručka : popiti pola flašice vode

Na putu ka kući : popiti pola flašice vode

Pola sata pre večere : popiti pola flašice vode
Neposredno pre večere : Disati tokom jednog minuta

Sat posle večere : popiti pola flašice vode
Vežba : "Volim svoje telo"
"Moja lista zahvalnosti"

Dan 42 :

Vežba "Volim sebe" ujutru ispred ogledala tokom 2 minuta
Ponovite vašu afirmaciju otprilike 300 puta u toku dana
Čim se probudite : popiti pola flašice vode
Ujutru : Disanje tokom jednog minuta
Najmanje 5 minuta tišine

Na putu do posla : popiti pola flašice vode

Pola sata pre ručka : popiti pola flašice vode
Neposredno pre ručka : Disati tokom jednog minuta
Moje obećanje od podneva

Sat posle ručka : popiti pola flašice vode
Dva sata posle ručka : popiti pola flašice vode

Na putu ka kući : popiti pola flašice vode

Pola sata pre večere : popiti pola flašice vode
Neposredno pre večere : Disati tokom jednog minuta

Sat posle večere : popiti pola flašice vode
Vežba : "Volim svoje telo"
"Moja lista zahvalnosti"

Prešli ste polovinu programa !

ČESTITAM !

Došli ste čak dovde ! Radujte se na sav glas !

Častite se odlaskom u spa centar da proslavite !

DA, USPELI STE !

Kako ste se osećali u tišini ?

Da li ste osećali da vam veliki broj misli smeta i sprečava vas da ostanete smireni ?

To je normalno.

S vremenom, imaćete sve manje uznemiravajućih i negativnih misli.

Ne treba da se bojite tišine.

Naprotiv, uz nju će vam biti mnogo bolje.

Nemojte se bojati.

Ne može vam se desiti ništa loše.

Ako imate loša sećanja koja se javljaju na površini, možete ih ostaviti da prođu, bez ponovnog proživljavanja i procenjivanja.

Svi imaju negativne misli koje se povremeno javljaju.

Kako vreme prolazi, uspećete da ih svedete na minimum.

Zapišite ispod trenutke kad ste pogrešili, strahove koje imate i obećajte sebi da ćete biti bolji :

_____
_____
_____
_____
_____
_____
_____
_____
_____
_____
_____
_____
_____
_____
_____
_____
_____
_____
_____
_____
_____
_____
_____
_____
_____
_____
_____

U sedmoj nedelji bićemo još ozbiljniji. Krenućemo na višu etapu.

Dodaćete jednu laku fizičku vežbu svojoj dnevnoj rutini.

DA ! Morate da se pokrenete !

Oni koji se već dovoljno kreću mogu dodati vežbanje joge, na primer.

Volela bih da uradite ono što ste često ostavljali za kasnije.

Zapišite koju vežbu obećavate sebi da ćete raditi :

_____
_____
_____

Ove nedelje imaćete više rezultata vidljivih na svom telu i duhu.

Setite se da volite sebe i da, dakle, hoćete sebi da pokažete tu ljubav.

Možemo to da uradimo ! Da li ste spremni ?

Recite DA !!
Recite DA !!
Recite DA !!!

Mogu to da uradim, mogu ! URADIĆU TO !!!

Dan 43 :

Vežba "Volim sebe" ujutru ispred ogledala tokom 2 minuta
Ponovite vašu afirmaciju otprilike 300 puta u toku dana
Čim se probudite : popiti pola flašice vode
Ujutru : Disanje tokom jednog minuta
Najmanje 5 minuta tišine

Na putu do posla : popiti pola flašice vode

Pola sata pre ručka : popiti pola flašice vode
Neposredno pre ručka : Disati tokom jednog minuta
Moje obećanje od podneva

Sat posle ručka : popiti pola flašice vode

Dva sata posle ručka : popiti pola flašice vode

Na putu ka kući : popiti pola flašice vode

Pola sata pre večere : popiti pola flašice vode
Neposredno pre večere : Disati tokom jednog minuta

Sat posle večere : popiti pola flašice vode

Lagana vežba kao što je šetnja od 20 minuta
Vežba : "Volim svoje telo"
"Moja lista zahvalnosti"

Dan 44 :

Vežba "Volim sebe" ujutru ispred ogledala tokom 2 minuta
Ponovite vašu afirmaciju otprilike 300 puta u toku dana
Čim se probudite : popiti pola flašice vode
Ujutru : Disanje tokom jednog minuta
Najmanje 5 minuta tišine

Na putu do posla : popiti pola flašice vode

Pola sata pre ručka : popiti pola flašice vode
Neposredno pre ručka : Disati tokom jednog minuta
Moje obećanje od podneva

Sat posle ručka : popiti pola flašice vode

Dva sata posle ručka : popiti pola flašice vode

Na putu ka kući : popiti pola flašice vode

Pola sata pre večere : popiti pola flašice vode
Neposredno pre večere : Disati tokom jednog minuta

Sat posle večere : popiti pola flašice vode

Lagana vežba kao što je šetnja od 20 minuta
Vežba : "Volim svoje telo"
"Moja lista zahvalnosti"

Dan 45 :

Vežba "Volim sebe" ujutru ispred ogledala tokom 2 minuta
Ponovite vašu afirmaciju otprilike 300 puta u toku dana
Čim se probudite : popiti pola flašice vode
Ujutru : Disanje tokom jednog minuta
Najmanje 5 minuta tišine

Na putu do posla : popiti pola flašice vode

Pola sata pre ručka : popiti pola flašice vode
Neposredno pre ručka : Disati tokom jednog minuta
Moje obećanje od podneva

Sat posle ručka : popiti pola flašice vode

Dva sata posle ručka : popiti pola flašice vode

Na putu ka kući : popiti pola flašice vode

Pola sata pre večere : popiti pola flašice vode
Neposredno pre večere : Disati tokom jednog minuta

Sat posle večere : popiti pola flašice vode

Lagana vežba kao što je šetnja od 20 minuta
Vežba : "Volim svoje telo"
"Moja lista zahvalnosti"

Dan 46 :

Vežba "Volim sebe" ujutru ispred ogledala tokom 2 minuta
Ponovite vašu afirmaciju otprilike 300 puta u toku dana
Čim se probudite : popiti pola flašice vode
Ujutru : Disanje tokom jednog minuta
Najmanje 5 minuta tišine

Na putu do posla : popiti pola flašice vode

Pola sata pre ručka : popiti pola flašice vode
Neposredno pre ručka : Disati tokom jednog minuta
Moje obećanje od podneva

Sat posle ručka : popiti pola flašice vode

Dva sata posle ručka : popiti pola flašice vode

Na putu ka kući : popiti pola flašice vode

Pola sata pre večere : popiti pola flašice vode
Neposredno pre večere : Disati tokom jednog minuta

Sat posle večere : popiti pola flašice vode

Lagana vežba kao što je šetnja od 20 minuta
Vežba : "Volim svoje telo"
"Moja lista zahvalnosti"

Dan 47 :

Vežba "Volim sebe" ujutru ispred ogledala tokom 2 minuta
Ponovite vašu afirmaciju otprilike 300 puta u toku dana
Čim se probudite : popiti pola flašice vode
Ujutru : Disanje tokom jednog minuta
Najmanje 5 minuta tišine

Na putu do posla : popiti pola flašice vode

Pola sata pre ručka : popiti pola flašice vode
Neposredno pre ručka : Disati tokom jednog minuta
Moje obećanje od podneva

Sat posle ručka : popiti pola flašice vode

Dva sata posle ručka : popiti pola flašice vode

Na putu ka kući : popiti pola flašice vode

Pola sata pre večere : popiti pola flašice vode
Neposredno pre večere : Disati tokom jednog minuta

Sat posle večere : popiti pola flašice vode

Lagana vežba kao što je šetnja od 20 minuta
Vežba : "Volim svoje telo"
"Moja lista zahvalnosti"

Dan 48 :

Vežba "Volim sebe" ujutru ispred ogledala tokom 2 minuta
Ponovite vašu afirmaciju otprilike 300 puta u toku dana
Čim se probudite : popiti pola flašice vode
Ujutru : Disanje tokom jednog minuta
Najmanje 5 minuta tišine

Na putu do posla : popiti pola flašice vode

Pola sata pre ručka : popiti pola flašice vode
Neposredno pre ručka : Disati tokom jednog minuta
Moje obećanje od podneva

Sat posle ručka : popiti pola flašice vode

Dva sata posle ručka : popiti pola flašice vode

Na putu ka kući : popiti pola flašice vode

Pola sata pre večere : popiti pola flašice vode
Neposredno pre večere : Disati tokom jednog minuta

Sat posle večere : popiti pola flašice vode

Lagana vežba kao što je šetnja od 20 minuta
Vežba : "Volim svoje telo"
"Moja lista zahvalnosti"

Dan 49 :

Vežba "Volim sebe" ujutru ispred ogledala tokom 2 minuta
Ponovite vašu afirmaciju otprilike 300 puta u toku dana
Čim se probudite : popiti pola flašice vode
Ujutru : Disanje tokom jednog minuta
Najmanje 5 minuta tišine

Na putu do posla : popiti pola flašice vode

Pola sata pre ručka : popiti pola flašice vode
Neposredno pre ručka : Disati tokom jednog minuta
Moje obećanje od podneva

Sat posle ručka : popiti pola flašice vode

Dva sata posle ručka : popiti pola flašice vode

Na putu ka kući : popiti pola flašice vode

Pola sata pre večere : popiti pola flašice vode
Neposredno pre večere : Disati tokom jednog minuta

Sat posle večere : popiti pola flašice vode

Lagana vežba kao što je šetnja od 20 minuta
Vežba : "Volim svoje telo"
"Moja lista zahvalnosti"

Ok, super. Znam. Verovatno niste radili fizičke vežbe u određeno vreme. Da li ste ih barem povremeno radili ?

Nikako nemojte da pronalazite izgovor u nedostatku vremena.

Znate da morate da pronađete vreme. Možete da smanjite gledanje televizije ili vreme provedeno na društvenim mrežama. To je neophodno, zarad vaše ljubavi prema sebi !

Pročitajte ponovo vaše obećanje i razloge koji vas usmeravaju ka želji da smršate i budite motivisani da uradite prvi a zatim i drugi korak. Bićete još više ponosni kad u tome uspete.

Znate da vas volim. Vi sebe volite. Morate da se popravite i uradite sve što možete svakog dana da biste se našli tamo gde želite da budete. Vi možete to da uradite !

Zapišite dole trenutke kada ste pogrešili i obećajte sebi da ćete biti bolji :

_____
_____
_____
_____
_____
_____
_____
_____
_____
_____

U 8. nedelji otići ćemo još malo dalje.

Ako radite sve moje vežbe, znam da kontrolišete svoja osećanja (bes, anksioznost), da više volite sebe i da vam je samopouzdanje mnogo poraslo. Kako vreme prolazi, bićete sve bolji.

Ove nedelje potrebno je da uvedete kontrolu.

Tokom cele nedelje prestaćete da jedete nezdravu hranu. Nema više čipsa, nema više čokolade...

Potrebno je da napravite strategiju i zamenite ove namirnice drugim namirnicama koje su bolje za zdravlje.

Dišite, idite u šetnju, meditirajte u tišini. Iskoristite sve moguće i zamislive strategije kojima se možete kontrolisati.

Morate da budete snažni !

Setite se, ja vas volim takvi kakvi ste.

Nije potrebno da mi bilo šta dokazujete.

Pročitajte ponovo razloge zbog kojih ste izabrali ovaj put. Volite sebe i ponašajte se prema sebi kao prema najboljem prijatelju.

Možemo to da uradimo ! Da li ste spremni ?

Recite DA !
Recite DA !!
Recite DA !!!

Mogu to da uradim, mogu ! URADIĆU TO !!!

Volela bih da napravite listu svega čime možete da zamenite brzu hranu. Povrće, voće...

Napravite listu svega što ćete uraditi da biste zamenili svoju želju za grickanjem nezdrave hrane :

_____
_____
_____
_____
_____
_____
_____
_____
_____
_____
_____
_____
_____
_____
_____
_____
_____
_____
_____
_____
_____

Dan 50 :

Vežba "Volim sebe" ujutru ispred ogledala tokom 2 minuta
Ponovite vašu afirmaciju otprilike 300 puta u toku dana
Čim se probudite : popiti pola flašice vode
Ujutru : Disanje tokom jednog minuta
Najmanje 5 minuta tišine

Na putu do posla : popiti pola flašice vode

Pola sata pre ručka : popiti pola flašice vode
Neposredno pre ručka : Disati tokom jednog minuta
Moje obećanje od podneva

Sat posle ručka : popiti pola flašice vode

Dva sata posle ručka : popiti pola flašice vode

Na putu ka kući : popiti pola flašice vode

Pola sata pre večere : popiti pola flašice vode
Neposredno pre večere : Disati tokom jednog minuta

Sat posle večere : popiti pola flašice vode

Lagana vežba kao što je šetnja od 20 minuta
Vežba : "Volim svoje telo"
"Moja lista zahvalnosti"

Dan 51 :

Vežba "Volim sebe" ujutru ispred ogledala tokom 2 minuta
Ponovite vašu afirmaciju otprilike 300 puta u toku dana
Čim se probudite : popiti pola flašice vode
Ujutru : Disanje tokom jednog minuta
Najmanje 5 minuta tišine

Na putu do posla : popiti pola flašice vode

Pola sata pre ručka : popiti pola flašice vode
Neposredno pre ručka : Disati tokom jednog minuta
Moje obećanje od podneva

Sat posle ručka : popiti pola flašice vode

Dva sata posle ručka : popiti pola flašice vode

Na putu ka kući : popiti pola flašice vode

Pola sata pre večere : popiti pola flašice vode
Neposredno pre večere : Disati tokom jednog minuta

Sat posle večere : popiti pola flašice vode

Lagana vežba kao što je šetnja od 20 minuta
Vežba : "Volim svoje telo"
"Moja lista zahvalnosti"

Dan 52 :

Vežba "Volim sebe" ujutru ispred ogledala tokom 2 minuta
Ponovite vašu afirmaciju otprilike 300 puta u toku dana
Čim se probudite : popiti pola flašice vode
Ujutru : Disanje tokom jednog minuta
Najmanje 5 minuta tišine

Na putu do posla : popiti pola flašice vode

Pola sata pre ručka : popiti pola flašice vode
Neposredno pre ručka : Disati tokom jednog minuta
Moje obećanje od podneva

Sat posle ručka : popiti pola flašice vode

Dva sata posle ručka : popiti pola flašice vode

Na putu ka kući : popiti pola flašice vode

Pola sata pre večere : popiti pola flašice vode
Neposredno pre večere : Disati tokom jednog minuta

Sat posle večere : popiti pola flašice vode

Lagana vežba kao što je šetnja od 20 minuta
Vežba : "Volim svoje telo"
"Moja lista zahvalnosti"

Dan 53 :

Vežba "Volim sebe" ujutru ispred ogledala tokom 2 minuta
Ponovite vašu afirmaciju otprilike 300 puta u toku dana
Čim se probudite : popiti pola flašice vode
Ujutru : Disanje tokom jednog minuta
Najmanje 5 minuta tišine

Na putu do posla : popiti pola flašice vode

Pola sata pre ručka : popiti pola flašice vode
Neposredno pre ručka : Disati tokom jednog minuta
Moje obećanje od podneva

Sat posle ručka : popiti pola flašice vode

Dva sata posle ručka : popiti pola flašice vode

Na putu ka kući : popiti pola flašice vode

Pola sata pre večere : popiti pola flašice vode
Neposredno pre večere : Disati tokom jednog minuta

Sat posle večere : popiti pola flašice vode

Lagana vežba kao što je šetnja od 20 minuta
Vežba : "Volim svoje telo"
"Moja lista zahvalnosti"

Dan 54 :

Vežba "Volim sebe" ujutru ispred ogledala tokom 2 minuta
Ponovite vašu afirmaciju otprilike 300 puta u toku dana
Čim se probudite : popiti pola flašice vode
Ujutru : Disanje tokom jednog minuta
Najmanje 5 minuta tišine

Na putu do posla : popiti pola flašice vode

Pola sata pre ručka : popiti pola flašice vode
Neposredno pre ručka : Disati tokom jednog minuta
Moje obećanje od podneva

Sat posle ručka : popiti pola flašice vode

Dva sata posle ručka : popiti pola flašice vode

Na putu ka kući : popiti pola flašice vode

Pola sata pre večere : popiti pola flašice vode
Neposredno pre večere : Disati tokom jednog minuta

Sat posle večere : popiti pola flašice vode

Lagana vežba kao što je šetnja od 20 minuta
Vežba : "Volim svoje telo"
"Moja lista zahvalnosti"

Dan 55 :

Vežba "Volim sebe" ujutru ispred ogledala tokom 2 minuta
Ponovite vašu afirmaciju otprilike 300 puta u toku dana
Čim se probudite : popiti pola flašice vode
Ujutru : Disanje tokom jednog minuta
Najmanje 5 minuta tišine

Na putu do posla : popiti pola flašice vode

Pola sata pre ručka : popiti pola flašice vode
Neposredno pre ručka : Disati tokom jednog minuta
Moje obećanje od podneva

Sat posle ručka : popiti pola flašice vode

Dva sata posle ručka : popiti pola flašice vode

Na putu ka kući : popiti pola flašice vode

Pola sata pre večere : popiti pola flašice vode
Neposredno pre večere : Disati tokom jednog minuta

Sat posle večere : popiti pola flašice vode

Lagana vežba kao što je šetnja od 20 minuta
Vežba : "Volim svoje telo"
"Moja lista zahvalnosti"

Dan 56 :

Vežba "Volim sebe" ujutru ispred ogledala tokom 2 minuta
Ponovite vašu afirmaciju otprilike 300 puta u toku dana
Čim se probudite : popiti pola flašice vode
Ujutru : Disanje tokom jednog minuta
Najmanje 5 minuta tišine

Na putu do posla : popiti pola flašice vode

Pola sata pre ručka : popiti pola flašice vode
Neposredno pre ručka : Disati tokom jednog minuta
Moje obećanje od podneva

Sat posle ručka : popiti pola flašice vode

Dva sata posle ručka : popiti pola flašice vode

Na putu ka kući : popiti pola flašice vode

Pola sata pre večere : popiti pola flašice vode
Neposredno pre večere : Disati tokom jednog minuta

Sat posle večere : popiti pola flašice vode

Lagana vežba kao što je šetnja od 20 minuta
Vežba : "Volim svoje telo"
"Moja lista zahvalnosti"

Kako se osećate ?

Da li ste kupovali čips ? Nemojte se osećati loše, to se stalno dešava. Da li se stidite svog ponašanja ?

U redu je. Nemojte toliko da brinete! To se dešava svima.

Bićete bolji sledećeg puta.

Nemojte se osećati loše ako niste mogli, to se stalno dešava. Da li se stidite svog ponašanja ?

U redu je. Nemojte da se tako osećate !

To se svima dešava. Bićete bolji sledećeg puta.

Nemojte da krivite svoje bližnje, svoju decu, supruga ili prijatelje. Preuzmite na sebe svu odgovornost.

Niste mogli da kažete "ne" kad su vas drugi zvali da izađete. Treba naučiti, biti jak i doneti odluku da preuzimate kontrolu nad sobom.

Ljudsko biće je sposobno za velike podvige, moći ćete i vi svakako da date svoj maksimum. Nastavite da vežbate.

Podsetite se koliko ćete se dobro osećati kada budete stigli na svoj cilj !

Vizualizujte rezultat što češće možete !

Zatvorite oči i zamislite koliko ćete biti srećni kada budete

izgubili svoj višak kilograma.

Zapišite dole trenutke kada ste pogrešili i obećajte da ćete raditi bolje :

U nedelji broj 9 sređujemo vaše police.

Sada je najbolje vreme da uklonite sve namirnice loše za vaše zdravlje.

Slatkiše, sladoled, gazirana pića, prženu hranu.

Radite polako, koliko god vremena da vam treba, ali napravite veliko spremanje.

Vaše telo biće presrećno zbog takvog poklona.

Ako imate neotvorena pakovanja, poklonite ih beskućnicima. Učinite jednim potezom dve dobre stvari.

Što se budete osećali bolje, bićete sve drugačiji.

I što se bolje budete osećali ljudi oko vas će se sve više drugačije ponašati.

To je začarani krug koji će vas povesti u magični život ispunjen srećom i ljubavlju.

Možemo to da uradimo ! Da li ste spremni ?

Recite DA !!
Recite DA !!
Recite DA !!!

Mogu to da uradim, mogu ! URADIĆU TO !!!

Dan 57 :

Vežba "Volim sebe" ujutru ispred ogledala tokom 2 minuta
Ponovite vašu afirmaciju otprilike 300 puta u toku dana
Čim se probudite : popiti pola flašice vode
Ujutru : Disanje tokom jednog minuta
Najmanje 5 minuta tišine

Na putu do posla : popiti pola flašice vode

Pola sata pre ručka : popiti pola flašice vode
Neposredno pre ručka : Disati tokom jednog minuta
Moje obećanje od podneva

Sat posle ručka : popiti pola flašice vode

Dva sata posle ručka : popiti pola flašice vode

Na putu ka kući : popiti pola flašice vode

Pola sata pre večere : popiti pola flašice vode
Neposredno pre večere : Disati tokom jednog minuta

Sat posle večere : popiti pola flašice vode

Lagana vežba kao što je šetnja od 20 minuta
Vežba : "Volim svoje telo"
"Moja lista zahvalnosti"

Dan 58 :

Vežba "Volim sebe" ujutru ispred ogledala tokom 2 minuta
Ponovite vašu afirmaciju otprilike 300 puta u toku dana
Čim se probudite : popiti pola flašice vode
Ujutru : Disanje tokom jednog minuta
Najmanje 5 minuta tišine

Na putu do posla : popiti pola flašice vode

Pola sata pre ručka : popiti pola flašice vode
Neposredno pre ručka : Disati tokom jednog minuta
Moje obećanje od podneva

Sat posle ručka : popiti pola flašice vode

Dva sata posle ručka : popiti pola flašice vode

Na putu ka kući : popiti pola flašice vode

Pola sata pre večere : popiti pola flašice vode
Neposredno pre večere : Disati tokom jednog minuta

Sat posle večere : popiti pola flašice vode

Lagana vežba kao što je šetnja od 20 minuta
Vežba : "Volim svoje telo"
"Moja lista zahvalnosti"

Dan 59 :

Vežba "Volim sebe" ujutru ispred ogledala tokom 2 minuta
Ponovite vašu afirmaciju otprilike 300 puta u toku dana
Čim se probudite : popiti pola flašice vode
Ujutru : Disanje tokom jednog minuta
Najmanje 5 minuta tišine

Na putu do posla : popiti pola flašice vode

Pola sata pre ručka : popiti pola flašice vode
Neposredno pre ručka : Disati tokom jednog minuta
Moje obećanje od podneva

Sat posle ručka : popiti pola flašice vode

Dva sata posle ručka : popiti pola flašice vode

Na putu ka kući : popiti pola flašice vode

Pola sata pre večere : popiti pola flašice vode
Neposredno pre večere : Disati tokom jednog minuta

Sat posle večere : popiti pola flašice vode

Lagana vežba kao što je šetnja od 20 minuta
Vežba : "Volim svoje telo"
"Moja lista zahvalnosti"

Dan 60 :

Vežba "Volim sebe" ujutru ispred ogledala tokom 2 minuta
Ponovite vašu afirmaciju otprilike 300 puta u toku dana
Čim se probudite : popiti pola flašice vode
Ujutru : Disanje tokom jednog minuta
Najmanje 5 minuta tišine

Na putu do posla : popiti pola flašice vode

Pola sata pre ručka : popiti pola flašice vode
Neposredno pre ručka : Disati tokom jednog minuta
Moje obećanje od podneva

Sat posle ručka : popiti pola flašice vode

Dva sata posle ručka : popiti pola flašice vode

Na putu ka kući : popiti pola flašice vode

Pola sata pre večere : popiti pola flašice vode
Neposredno pre večere : Disati tokom jednog minuta

Sat posle večere : popiti pola flašice vode

Lagana vežba kao što je šetnja od 20 minuta
Vežba : "Volim svoje telo"
"Moja lista zahvalnosti"

Dan 61 :

Vežba "Volim sebe" ujutru ispred ogledala tokom 2 minuta
Ponovite vašu afirmaciju otprilike 300 puta u toku dana
Čim se probudite : popiti pola flašice vode
Ujutru : Disanje tokom jednog minuta
Najmanje 5 minuta tišine

Na putu do posla : popiti pola flašice vode

Pola sata pre ručka : popiti pola flašice vode
Neposredno pre ručka : Disati tokom jednog minuta
Moje obećanje od podneva

Sat posle ručka : popiti pola flašice vode

Dva sata posle ručka : popiti pola flašice vode

Na putu ka kući : popiti pola flašice vode

Pola sata pre večere : popiti pola flašice vode
Neposredno pre večere : Disati tokom jednog minuta

Sat posle večere : popiti pola flašice vode

Lagana vežba kao što je šetnja od 20 minuta
Vežba : "Volim svoje telo"
"Moja lista zahvalnosti"

Dan 62 :

Vežba "Volim sebe" ujutru ispred ogledala tokom 2 minuta
Ponovite vašu afirmaciju otprilike 300 puta u toku dana
Čim se probudite : popiti pola flašice vode
Ujutru : Disanje tokom jednog minuta
Najmanje 5 minuta tišine

Na putu do posla : popiti pola flašice vode

Pola sata pre ručka : popiti pola flašice vode
Neposredno pre ručka : Disati tokom jednog minuta
Moje obećanje od podneva

Sat posle ručka : popiti pola flašice vode

Dva sata posle ručka : popiti pola flašice vode

Na putu ka kući : popiti pola flašice vode

Pola sata pre večere : popiti pola flašice vode
Neposredno pre večere : Disati tokom jednog minuta

Sat posle večere : popiti pola flašice vode

Lagana vežba kao što je šetnja od 20 minuta
Vežba : "Volim svoje telo"
"Moja lista zahvalnosti"

Dan 63 :

Vežba "Volim sebe" ujutru ispred ogledala tokom 2 minuta
Ponovite vašu afirmaciju otprilike 300 puta u toku dana
Čim se probudite : popiti pola flašice vode
Ujutru : Disanje tokom jednog minuta
Najmanje 5 minuta tišine

Na putu do posla : popiti pola flašice vode

Pola sata pre ručka : popiti pola flašice vode
Neposredno pre ručka : Disati tokom jednog minuta
Moje obećanje od podneva

Sat posle ručka : popiti pola flašice vode

Dva sata posle ručka : popiti pola flašice vode

Na putu ka kući : popiti pola flašice vode

Pola sata pre večere : popiti pola flašice vode
Neposredno pre večere : Disati tokom jednog minuta

Sat posle večere : popiti pola flašice vode

Lagana vežba kao što je šetnja od 20 minuta
Vežba : "Volim svoje telo"
"Moja lista zahvalnosti"

Super ! 2/3 vašeg programa je prošlo.

Kako se osećate?

Da li imate želju za hranom koja vas ubija i čini vas gojaznim? Da li redovno čitate razloge zbog kojih želite da oslabite ?

Da li ste skoro dobili neki kompliment ? Da li se osećate bolje iznutra ?

Sigurna sam da odlično izgledate ! Sigurna sam da blistate i zračite uspehom !

Podignite glavu i hodajte uspravo ! Imate čime da se ponosite ! VI STE GENIJALNI i JA VAS VOLIM !!!

Zapišite kada ste grešili i obećajte da ćete se više potruditi :

_____
_____
_____
_____
_____
_____
_____
_____
_____
_____
_____
_____
_____
_____
_____
_____

U 10. nedelji **pojačaćete intezitet vežbanja.**

Još više ćete se istezati i kretati se. Krenite na časove joge ili aerobika u zavisnosti od vaše fizičke forme.

Potražite savet stručnjaka da biste odredili koji je sport najbolje prilagođen vašim potrebama.

Posavetujte se sa sportskim lekarom pre nego što počnete sa bilo kojom vrstom vežbi da se ne biste povredili.

Idite u teretanu i malo se oznojite ! Nema izgovora !

Možemo to da uradimo ! Da li ste spremni ?

Recite DA !!

Recite DA !!

Recite DA !!!

Mogu to da uradim, mogu !

URADIĆU TO !!!

Dan 64 :

Vežba "Volim sebe" ujutru ispred ogledala tokom 2 minuta
Ponovite vašu afirmaciju otprilike 300 puta u toku dana
Čim se probudite : popiti pola flašice vode
Ujutru : Disanje tokom jednog minuta
Najmanje 5 minuta tišine

Na putu do posla : popiti pola flašice vode

Pola sata pre ručka : popiti pola flašice vode
Neposredno pre ručka : Disati tokom jednog minuta
Moje obećanje od podneva

Sat posle ručka : popiti pola flašice vode

Dva sata posle ručka : popiti pola flašice vode

Na putu ka kući : popiti pola flašice vode

Pola sata pre večere : popiti pola flašice vode
Neposredno pre večere : Disati tokom jednog minuta

Sat posle večere : popiti pola flašice vode

Lagana vežba kao što je šetnja od 20 minuta
Vežba : "Volim svoje telo"
"Moja lista zahvalnosti"

Dan 65 :

Vežba "Volim sebe" ujutru ispred ogledala tokom 2 minuta
Ponovite vašu afirmaciju otprilike 300 puta u toku dana
Čim se probudite : popiti pola flašice vode
Ujutru : Disanje tokom jednog minuta
Najmanje 5 minuta tišine

Na putu do posla : popiti pola flašice vode

Pola sata pre ručka : popiti pola flašice vode
Neposredno pre ručka : Disati tokom jednog minuta
Moje obećanje od podneva

Sat posle ručka : popiti pola flašice vode

Dva sata posle ručka : popiti pola flašice vode

Na putu ka kući : popiti pola flašice vode

Pola sata pre večere : popiti pola flašice vode
Neposredno pre večere : Disati tokom jednog minuta

Sat posle večere : popiti pola flašice vode

Lagana vežba kao što je šetnja od 20 minuta
Vežba : "Volim svoje telo"
"Moja lista zahvalnosti"

Dan 66 :

Vežba "Volim sebe" ujutru ispred ogledala tokom 2 minuta
Ponovite vašu afirmaciju otprilike 300 puta u toku dana
Čim se probudite : popiti pola flašice vode
Ujutru : Disanje tokom jednog minuta
Najmanje 5 minuta tišine

Na putu do posla : popiti pola flašice vode

Pola sata pre ručka : popiti pola flašice vode
Neposredno pre ručka : Disati tokom jednog minuta
Moje obećanje od podneva

Sat posle ručka : popiti pola flašice vode

Dva sata posle ručka : popiti pola flašice vode

Na putu ka kući : popiti pola flašice vode

Pola sata pre večere : popiti pola flašice vode
Neposredno pre večere : Disati tokom jednog minuta

Sat posle večere : popiti pola flašice vode

Lagana vežba kao što je šetnja od 20 minuta
Vežba : "Volim svoje telo"
"Moja lista zahvalnosti"

Dan 67 :

Vežba "Volim sebe" ujutru ispred ogledala tokom 2 minuta
Ponovite vašu afirmaciju otprilike 300 puta u toku dana
Čim se probudite : popiti pola flašice vode
Ujutru : Disanje tokom jednog minuta
Najmanje 5 minuta tišine

Na putu do posla : popiti pola flašice vode

Pola sata pre ručka : popiti pola flašice vode
Neposredno pre ručka : Disati tokom jednog minuta
Moje obećanje od podneva

Sat posle ručka : popiti pola flašice vode

Dva sata posle ručka : popiti pola flašice vode

Na putu ka kući : popiti pola flašice vode

Pola sata pre večere : popiti pola flašice vode
Neposredno pre večere : Disati tokom jednog minuta

Sat posle večere : popiti pola flašice vode

Lagana vežba kao što je šetnja od 20 minuta
Vežba : "Volim svoje telo"
"Moja lista zahvalnosti"

167

Dan 68 :

Vežba "Volim sebe" ujutru ispred ogledala tokom 2 minuta
Ponovite vašu afirmaciju otprilike 300 puta u toku dana
Čim se probudite : popiti pola flašice vode
Ujutru : Disanje tokom jednog minuta
Najmanje 5 minuta tišine

Na putu do posla : popiti pola flašice vode

Pola sata pre ručka : popiti pola flašice vode
Neposredno pre ručka : Disati tokom jednog minuta
Moje obećanje od podneva

Sat posle ručka : popiti pola flašice vode

Dva sata posle ručka : popiti pola flašice vode

Na putu ka kući : popiti pola flašice vode

Pola sata pre večere : popiti pola flašice vode
Neposredno pre večere : Disati tokom jednog minuta

Sat posle večere : popiti pola flašice vode

Lagana vežba kao što je šetnja od 20 minuta
Vežba : "Volim svoje telo"
"Moja lista zahvalnosti"

Dan 69 :

Vežba "Volim sebe" ujutru ispred ogledala tokom 2 minuta
Ponovite vašu afirmaciju otprilike 300 puta u toku dana
Čim se probudite : popiti pola flašice vode
Ujutru : Disanje tokom jednog minuta
Najmanje 5 minuta tišine

Na putu do posla : popiti pola flašice vode

Pola sata pre ručka : popiti pola flašice vode
Neposredno pre ručka : Disati tokom jednog minuta
Moje obećanje od podneva

Sat posle ručka : popiti pola flašice vode

Dva sata posle ručka : popiti pola flašice vode

Na putu ka kući : popiti pola flašice vode

Pola sata pre večere : popiti pola flašice vode
Neposredno pre večere : Disati tokom jednog minuta

Sat posle večere : popiti pola flašice vode

Lagana vežba kao što je šetnja od 20 minuta
Vežba : "Volim svoje telo"
"Moja lista zahvalnosti"

Dan 70 :

Vežba "Volim sebe" ujutru ispred ogledala tokom 2 minuta
Ponovite vašu afirmaciju otprilike 300 puta u toku dana
Čim se probudite : popiti pola flašice vode
Ujutru : Disanje tokom jednog minuta
Najmanje 5 minuta tišine

Na putu do posla : popiti pola flašice vode

Pola sata pre ručka : popiti pola flašice vode
Neposredno pre ručka : Disati tokom jednog minuta
Moje obećanje od podneva

Sat posle ručka : popiti pola flašice vode

Dva sata posle ručka : popiti pola flašice vode

Na putu ka kući : popiti pola flašice vode

Pola sata pre večere : popiti pola flašice vode
Neposredno pre večere : Disati tokom jednog minuta

Sat posle večere : popiti pola flašice vode

Lagana vežba kao što je šetnja od 20 minuta
Vežba : "Volim svoje telo"
"Moja lista zahvalnosti"

Kako se osećate?

Ako radite prema mojim savetima, mora da se osećate mnogo bolje !

Vi ste izuzetni !

Čak i ako radite samo polovinu onoga što tražim od vas, to je već mnogo više od onoga što ste radili u prošlosti.

Razmislite o razlozima zbog kojih ne dajete sve od sebe. Napravite plan kako se možete osloboditi izgovora koji vas sprečavaju da napredujete.

Vi zaslužujete najbolje od života. Nemojte to nikada zaboraviti!

Zapišite dole kada ste grešili i obećajte da ćete se više potruditi :

_____
_____
_____
_____
_____
_____
_____
_____
_____
_____
_____
_____
_____

Slavica Bogdanov

Nedelja 11. Tema ove nedelje je **praštanje**.

Tražižu od vas samo to, da opraštate.

Volela bih da svakog dana od sebe odbacite malo mržnje, malo ljutnje, malo besa ...

Uradićete ovo u dve faze.

U prvoj fazi imenovaćete osobu koja vam je, kako vam se čini, uradila nešto loše.

Opisaćete pomoću što je više moguće reči i osećanja ono što vas je u ponašanju te osobe povredilo.

Pustićete tu mržnju, bes, tugu da ode...

Nije neophodno da prihvatite ono šta druga osoba radi. Pustite da bes i ljutnja jednostavno nestanu.

Ne zato što želite da vidite ponovo tu osobu.

Oprostite joj da biste sebe oslobodili.

To što ste vi besni ne menja ništa u životu drugog.

Taj bes utiče samo na vas.

Kad se oslobodite tog bola, olakšaćete sebi na duši.

U drugoj fazi želim da uradite istu stvar prema sebi.

Napišite sebi ljubavno pismo u kome opraštate sebi greške iz prošlosti.

Oprostite sebi što imate višak kilograma.

Oprostite sebi što ste u svoj život prihvatili negativne ljude koji su vas povredili.

Oprostite sebi što ste proživljavali sve patnje i greške iz prošlosti. Pustite neka sve nestane !

Univerzum vas voli i ja vas volim.

Možete to da uradite.

Odvojite malo vremena svake večeri i zapišite, barem delimično, šta želite da oprostite.

Svakog dana oslobodite se još malo muke iz prošlosti.

Možemo to da uradimo ! Da li ste spremni ?

Recite DA !!
Recite DA !!
Recite DA !!!

Mogu to da uradim, mogu !

URADIĆU TO !!!

Dan 71 :

Vežba "Volim sebe" ujutru ispred ogledala tokom 2 minuta
Ponovite vašu afirmaciju otprilike 300 puta u toku dana
Čim se probudite : popiti pola flašice vode
Ujutru : Disanje tokom jednog minuta
Najmanje 5 minuta tišine

Na putu do posla : popiti pola flašice vode

Pola sata pre ručka : popiti pola flašice vode
Neposredno pre ručka : Disati tokom jednog minuta
Moje obećanje od podneva

Sat posle ručka : popiti pola flašice vode
Dva sata posle ručka : popiti pola flašice vode

Na putu ka kući : popiti pola flašice vode

Pola sata pre večere : popiti pola flašice vode
Neposredno pre večere : Disati tokom jednog minuta

Sat posle večere : popiti pola flašice vode

Lagana vežba kao što je šetnja od 20 minuta
Vežba : "Volim svoje telo"
"Moje pismo oproštanja"
"Moja lista zahvalnosti"

Dan 72 :

Vežba "Volim sebe" ujutru ispred ogledala tokom 2 minuta
Ponovite vašu afirmaciju otprilike 300 puta u toku dana
Čim se probudite : popiti pola flašice vode
Ujutru : Disanje tokom jednog minuta
Najmanje 5 minuta tišine

Na putu do posla : popiti pola flašice vode

Pola sata pre ručka : popiti pola flašice vode
Neposredno pre ručka : Disati tokom jednog minuta
Moje obećanje od podneva

Sat posle ručka : popiti pola flašice vode
Dva sata posle ručka : popiti pola flašice vode

Na putu ka kući : popiti pola flašice vode

Pola sata pre večere : popiti pola flašice vode
Neposredno pre večere : Disati tokom jednog minuta

Sat posle večere : popiti pola flašice vode

Lagana vežba kao što je šetnja od 20 minuta
Vežba : "Volim svoje telo"
"Moje pismo oproštanja"
"Moja lista zahvalnosti"

Dan 73 :

Vežba "Volim sebe" ujutru ispred ogledala tokom 2 minuta
Ponovite vašu afirmaciju otprilike 300 puta u toku dana
Čim se probudite : popiti pola flašice vode
Ujutru : Disanje tokom jednog minuta
Najmanje 5 minuta tišine

Na putu do posla : popiti pola flašice vode

Pola sata pre ručka : popiti pola flašice vode
Neposredno pre ručka : Disati tokom jednog minuta
Moje obećanje od podneva

Sat posle ručka : popiti pola flašice vode
Dva sata posle ručka : popiti pola flašice vode

Na putu ka kući : popiti pola flašice vode

Pola sata pre večere : popiti pola flašice vode
Neposredno pre večere : Disati tokom jednog minuta

Sat posle večere : popiti pola flašice vode

Lagana vežba kao što je šetnja od 20 minuta
Vežba : "Volim svoje telo"
"Moje pismo oproštanja"
"Moja lista zahvalnosti"

Dan 74 :

Vežba "Volim sebe" ujutru ispred ogledala tokom 2 minuta
Ponovite vašu afirmaciju otprilike 300 puta u toku dana
Čim se probudite : popiti pola flašice vode
Ujutru : Disanje tokom jednog minuta
Najmanje 5 minuta tišine

Na putu do posla : popiti pola flašice vode

Pola sata pre ručka : popiti pola flašice vode
Neposredno pre ručka : Disati tokom jednog minuta
Moje obećanje od podneva

Sat posle ručka : popiti pola flašice vode
Dva sata posle ručka : popiti pola flašice vode

Na putu ka kući : popiti pola flašice vode

Pola sata pre večere : popiti pola flašice vode
Neposredno pre večere : Disati tokom jednog minuta

Sat posle večere : popiti pola flašice vode

Lagana vežba kao što je šetnja od 20 minuta
Vežba : "Volim svoje telo"
"Moje pismo oproštanja"
"Moja lista zahvalnosti"

Dan 75 :

Vežba "Volim sebe" ujutru ispred ogledala tokom 2 minuta
Ponovite vašu afirmaciju otprilike 300 puta u toku dana
Čim se probudite : popiti pola flašice vode
Ujutru : Disanje tokom jednog minuta
Najmanje 5 minuta tišine

Na putu do posla : popiti pola flašice vode

Pola sata pre ručka : popiti pola flašice vode
Neposredno pre ručka : Disati tokom jednog minuta
Moje obećanje od podneva

Sat posle ručka : popiti pola flašice vode
Dva sata posle ručka : popiti pola flašice vode

Na putu ka kući : popiti pola flašice vode

Pola sata pre večere : popiti pola flašice vode
Neposredno pre večere : Disati tokom jednog minuta

Sat posle večere : popiti pola flašice vode

Lagana vežba kao što je šetnja od 20 minuta
Vežba : "Volim svoje telo"
"Moje pismo oproštanja"
"Moja lista zahvalnosti"

Dan 76 :

Vežba "Volim sebe" ujutru ispred ogledala tokom 2 minuta
Ponovite vašu afirmaciju otprilike 300 puta u toku dana
Čim se probudite : popiti pola flašice vode
Ujutru : Disanje tokom jednog minuta
Najmanje 5 minuta tišine

Na putu do posla : popiti pola flašice vode

Pola sata pre ručka : popiti pola flašice vode
Neposredno pre ručka : Disati tokom jednog minuta
Moje obećanje od podneva

Sat posle ručka : popiti pola flašice vode
Dva sata posle ručka : popiti pola flašice vode

Na putu ka kući : popiti pola flašice vode

Pola sata pre večere : popiti pola flašice vode
Neposredno pre večere : Disati tokom jednog minuta

Sat posle večere : popiti pola flašice vode

Lagana vežba kao što je šetnja od 20 minuta
Vežba : "Volim svoje telo"
"Moje pismo oproštanja"
"Moja lista zahvalnosti"

Dan 77 :

Vežba "Volim sebe" ujutru ispred ogledala tokom 2 minuta
Ponovite vašu afirmaciju otprilike 300 puta u toku dana
Čim se probudite : popiti pola flašice vode
Ujutru : Disanje tokom jednog minuta
Najmanje 5 minuta tišine

Na putu do posla : popiti pola flašice vode

Pola sata pre ručka : popiti pola flašice vode
Neposredno pre ručka : Disati tokom jednog minuta
Moje obećanje od podneva

Sat posle ručka : popiti pola flašice vode
Dva sata posle ručka : popiti pola flašice vode

Na putu ka kući : popiti pola flašice vode

Pola sata pre večere : popiti pola flašice vode
Neposredno pre večere : Disati tokom jednog minuta

Sat posle večere : popiti pola flašice vode

Lagana vežba kao što je šetnja od 20 minuta
Vežba : "Volim svoje telo"
"Moje pismo oproštanja"
"Moja lista zahvalnosti"

Kako se osećate ?

Da li ste smogli snage da oprostie nekoj osobi delimično ili u potpunosti ?

Ponekad se to se može odvijati kao dug proces.

Oprostite zbog sitnijih događaja pre nego što počnete da se suočavate sa većim duševnim povredama.

Zaslužujete da živite u miru, a mir možete naći samo kad više ne budete vezani za bol iz prošlosti.

Nemojte sve ovo da radite da biste zadovoljili nekog drugog, već zato što ćete sebe osloboditi osećanja besa i mržnje.

Ja vas volim !

Nadam se da to razumete. Ne bih trošila svoje vreme na stvaranje svega ovoga da vas ne volim.

Zapišite ispod šta vam je bilo najteže kako biste mogli još više da napredujete :

_____
_____
_____
_____
_____
_____
_____
_____
_____

Bližimo se kraju... Dvanaesta nedelja !

Ova nedelja će biti ili vrlo laka ili vrlo teška. U svakom slučaju, pošto ste stigli dovde, trebalo bi da možete da pređete i ovu etapu !

Možete biti takav super heroj, dobro znate to !

Drugi su uspeli u tome, pa možete i vi !

Vreme je da eliminišete sve restorane brze hrane i restorane sa nekvalitetnom hranom. Ovo je ozbiljno !

Nema više masnih hamburgera ni pomfrita. Nema više soseva za koje ne znate šta sadrže, nema više biljnog šlaga u velikoj slatkoj kafi.

Morate da napišete plan kako ćete promenite te navike.

Ako vas ne privlači ova vrsta hrane, utoliko bolje ! U suprotnom, obratite pažnju na to koje restorane posećujete i pokušajte da ih izbegavate. To će poboljšati i vaše finansijsko stanje. Možete sami sebi da kuvate i spremate hranu. Pripremajte obroke dok gledate televiziju. Spremite unapred sve obroke za celu nedelju.

Hajde da uradimo to ! Da li ste spremni ?

Recite DA !!
Recite DA !!
Recite DA !!!

Mogu to da uradim, mogu ! URADIĆU TO !!!

Dan 78 :

Vežba "Volim sebe" ujutru ispred ogledala tokom 2 minuta
Ponovite vašu afirmaciju otprilike 300 puta u toku dana
Čim se probudite : popiti pola flašice vode
Ujutru : Disanje tokom jednog minuta
Najmanje 5 minuta tišine

Na putu do posla : popiti pola flašice vode

Pola sata pre ručka : popiti pola flašice vode
Neposredno pre ručka : Disati tokom jednog minuta
Moje obećanje od podneva

Sat posle ručka : popiti pola flašice vode
Dva sata posle ručka : popiti pola flašice vode

Na putu ka kući : popiti pola flašice vode

Pola sata pre večere : popiti pola flašice vode
Neposredno pre večere : Disati tokom jednog minuta

Sat posle večere : popiti pola flašice vode

Lagana vežba kao što je šetnja od 20 minuta
Vežba : "Volim svoje telo"
"Moje pismo oproštanja"
"Moja lista zahvalnosti"

Dan 79 :

Vežba "Volim sebe" ujutru ispred ogledala tokom 2 minuta
Ponovite vašu afirmaciju otprilike 300 puta u toku dana
Čim se probudite : popiti pola flašice vode
Ujutru : Disanje tokom jednog minuta
Najmanje 5 minuta tišine

Na putu do posla : popiti pola flašice vode

Pola sata pre ručka : popiti pola flašice vode
Neposredno pre ručka : Disati tokom jednog minuta
Moje obećanje od podneva

Sat posle ručka : popiti pola flašice vode
Dva sata posle ručka : popiti pola flašice vode

Na putu ka kući : popiti pola flašice vode

Pola sata pre večere : popiti pola flašice vode
Neposredno pre večere : Disati tokom jednog minuta

Sat posle večere : popiti pola flašice vode

Lagana vežba kao što je šetnja od 20 minuta
Vežba : "Volim svoje telo"
"Moje pismo oproštanja"
"Moja lista zahvalnosti"

Dan 80 :

Vežba "Volim sebe" ujutru ispred ogledala tokom 2 minuta
Ponovite vašu afirmaciju otprilike 300 puta u toku dana
Čim se probudite : popiti pola flašice vode
Ujutru : Disanje tokom jednog minuta
Najmanje 5 minuta tišine

Na putu do posla : popiti pola flašice vode

Pola sata pre ručka : popiti pola flašice vode
Neposredno pre ručka : Disati tokom jednog minuta
Moje obećanje od podneva

Sat posle ručka : popiti pola flašice vode
Dva sata posle ručka : popiti pola flašice vode

Na putu ka kući : popiti pola flašice vode

Pola sata pre večere : popiti pola flašice vode
Neposredno pre večere : Disati tokom jednog minuta

Sat posle večere : popiti pola flašice vode

Lagana vežba kao što je šetnja od 20 minuta
Vežba : "Volim svoje telo"
"Moje pismo oproštanja"
"Moja lista zahvalnosti"

Dan 81 :

Vežba "Volim sebe" ujutru ispred ogledala tokom 2 minuta
Ponovite vašu afirmaciju otprilike 300 puta u toku dana
Čim se probudite : popiti pola flašice vode
Ujutru : Disanje tokom jednog minuta
Najmanje 5 minuta tišine

Na putu do posla : popiti pola flašice vode

Pola sata pre ručka : popiti pola flašice vode
Neposredno pre ručka : Disati tokom jednog minuta
Moje obećanje od podneva

Sat posle ručka : popiti pola flašice vode
Dva sata posle ručka : popiti pola flašice vode

Na putu ka kući : popiti pola flašice vode

Pola sata pre večere : popiti pola flašice vode
Neposredno pre večere : Disati tokom jednog minuta

Sat posle večere : popiti pola flašice vode

Lagana vežba kao što je šetnja od 20 minuta
Vežba : "Volim svoje telo"
"Moje pismo oproštanja"
"Moja lista zahvalnosti"

Dan 82 :

Vežba "Volim sebe" ujutru ispred ogledala tokom 2 minuta
Ponovite vašu afirmaciju otprilike 300 puta u toku dana
Čim se probudite : popiti pola flašice vode
Ujutru : Disanje tokom jednog minuta
Najmanje 5 minuta tišine

Na putu do posla : popiti pola flašice vode

Pola sata pre ručka : popiti pola flašice vode
Neposredno pre ručka : Disati tokom jednog minuta
Moje obećanje od podneva

Sat posle ručka : popiti pola flašice vode
Dva sata posle ručka : popiti pola flašice vode

Na putu ka kući : popiti pola flašice vode

Pola sata pre večere : popiti pola flašice vode
Neposredno pre večere : Disati tokom jednog minuta

Sat posle večere : popiti pola flašice vode

Lagana vežba kao što je šetnja od 20 minuta
Vežba : "Volim svoje telo"
"Moje pismo oproštanja"
"Moja lista zahvalnosti"

Dan 83 :

Vežba "Volim sebe" ujutru ispred ogledala tokom 2 minuta
Ponovite vašu afirmaciju otprilike 300 puta u toku dana
Čim se probudite : popiti pola flašice vode
Ujutru : Disanje tokom jednog minuta
Najmanje 5 minuta tišine

Na putu do posla : popiti pola flašice vode

Pola sata pre ručka : popiti pola flašice vode
Neposredno pre ručka : Disati tokom jednog minuta
Moje obećanje od podneva

Sat posle ručka : popiti pola flašice vode
Dva sata posle ručka : popiti pola flašice vode

Na putu ka kući : popiti pola flašice vode

Pola sata pre večere : popiti pola flašice vode
Neposredno pre večere : Disati tokom jednog minuta

Sat posle večere : popiti pola flašice vode

Lagana vežba kao što je šetnja od 20 minuta
Vežba : "Volim svoje telo"
"Moje pismo oproštanja"
"Moja lista zahvalnosti"

Dan 84 :

Vežba "Volim sebe" ujutru ispred ogledala tokom 2 minuta
Ponovite vašu afirmaciju otprilike 300 puta u toku dana
Čim se probudite : popiti pola flašice vode
Ujutru : Disanje tokom jednog minuta
Najmanje 5 minuta tišine

Na putu do posla : popiti pola flašice vode

Pola sata pre ručka : popiti pola flašice vode
Neposredno pre ručka : Disati tokom jednog minuta
Moje obećanje od podneva

Sat posle ručka : popiti pola flašice vode
Dva sata posle ručka : popiti pola flašice vode

Na putu ka kući : popiti pola flašice vode

Pola sata pre večere : popiti pola flašice vode
Neposredno pre večere : Disati tokom jednog minuta

Sat posle večere : popiti pola flašice vode

Lagana vežba kao što je šetnja od 20 minuta
Vežba : "Volim svoje telo"
"Moje pismo oproštanja"
"Moja lista zahvalnosti"

Poslednja nedelja.

Eto, uspeli ste !! Ili skoro da jeste ...

Ove nedelje nećete uraditi ništa potpuno drugačije.

Želim da naučite da sačuvate ovaj ritam. Potrebno je da zadržite navike koje ste razvili do sada.

Važno je da se neprestano usavršavate.

Znam da nije uvek bilo lako. Ali uvek možete biti bolji i bolji.

Nastavite !

Zapišite ispod sve razloge zbog koji želite da se usavršite :

_____

_____

_____

_____

_____

_____

_____

_____

Dan 85 :

Vežba "Volim sebe" ujutru ispred ogledala tokom 2 minuta
Ponovite vašu afirmaciju otprilike 300 puta u toku dana
Čim se probudite : popiti pola flašice vode
Ujutru : Disanje tokom jednog minuta
Najmanje 5 minuta tišine

Na putu do posla : popiti pola flašice vode

Pola sata pre ručka : popiti pola flašice vode
Neposredno pre ručka : Disati tokom jednog minuta
Moje obećanje od podneva

Sat posle ručka : popiti pola flašice vode
Dva sata posle ručka : popiti pola flašice vode

Na putu ka kući : popiti pola flašice vode

Pola sata pre večere : popiti pola flašice vode
Neposredno pre večere : Disati tokom jednog minuta

Sat posle večere : popiti pola flašice vode

Lagana vežba kao što je šetnja od 20 minuta
Vežba : "Volim svoje telo"
"Moje pismo oproštanja"
"Moja lista zahvalnosti"

Dan 86 :

Vežba "Volim sebe" ujutru ispred ogledala tokom 2 minuta
Ponovite vašu afirmaciju otprilike 300 puta u toku dana
Čim se probudite : popiti pola flašice vode
Ujutru : Disanje tokom jednog minuta
Najmanje 5 minuta tišine

Na putu do posla : popiti pola flašice vode

Pola sata pre ručka : popiti pola flašice vode
Neposredno pre ručka : Disati tokom jednog minuta
Moje obećanje od podneva

Sat posle ručka : popiti pola flašice vode
Dva sata posle ručka : popiti pola flašice vode

Na putu ka kući : popiti pola flašice vode

Pola sata pre večere : popiti pola flašice vode
Neposredno pre večere : Disati tokom jednog minuta

Sat posle večere : popiti pola flašice vode

Lagana vežba kao što je šetnja od 20 minuta
Vežba : "Volim svoje telo"
"Moje pismo oproštanja"
"Moja lista zahvalnosti"

Dan 87 :

Vežba "Volim sebe" ujutru ispred ogledala tokom 2 minuta
Ponovite vašu afirmaciju otprilike 300 puta u toku dana
Čim se probudite : popiti pola flašice vode
Ujutru : Disanje tokom jednog minuta
Najmanje 5 minuta tišine

Na putu do posla : popiti pola flašice vode

Pola sata pre ručka : popiti pola flašice vode
Neposredno pre ručka : Disati tokom jednog minuta
Moje obećanje od podneva

Sat posle ručka : popiti pola flašice vode
Dva sata posle ručka : popiti pola flašice vode

Na putu ka kući : popiti pola flašice vode

Pola sata pre večere : popiti pola flašice vode
Neposredno pre večere : Disati tokom jednog minuta

Sat posle večere : popiti pola flašice vode

Lagana vežba kao što je šetnja od 20 minuta
Vežba : "Volim svoje telo"
"Moje pismo oproštanja"
"Moja lista zahvalnosti"

Dan 88 :

Vežba "Volim sebe" ujutru ispred ogledala tokom 2 minuta
Ponovite vašu afirmaciju otprilike 300 puta u toku dana
Čim se probudite : popiti pola flašice vode
Ujutru : Disanje tokom jednog minuta
Najmanje 5 minuta tišine

Na putu do posla : popiti pola flašice vode

Pola sata pre ručka : popiti pola flašice vode
Neposredno pre ručka : Disati tokom jednog minuta
Moje obećanje od podneva

Sat posle ručka : popiti pola flašice vode
Dva sata posle ručka : popiti pola flašice vode

Na putu ka kući : popiti pola flašice vode

Pola sata pre večere : popiti pola flašice vode
Neposredno pre večere : Disati tokom jednog minuta

Sat posle večere : popiti pola flašice vode

Lagana vežba kao što je šetnja od 20 minuta
Vežba : "Volim svoje telo"
"Moje pismo oproštanja"
"Moja lista zahvalnosti"

Dan 89 :

Vežba "Volim sebe" ujutru ispred ogledala tokom 2 minuta
Ponovite vašu afirmaciju otprilike 300 puta u toku dana
Čim se probudite : popiti pola flašice vode
Ujutru : Disanje tokom jednog minuta
Najmanje 5 minuta tišine

Na putu do posla : popiti pola flašice vode

Pola sata pre ručka : popiti pola flašice vode
Neposredno pre ručka : Disati tokom jednog minuta
Moje obećanje od podneva

Sat posle ručka : popiti pola flašice vode
Dva sata posle ručka : popiti pola flašice vode

Na putu ka kući : popiti pola flašice vode

Pola sata pre večere : popiti pola flašice vode
Neposredno pre večere : Disati tokom jednog minuta

Sat posle večere : popiti pola flašice vode

Lagana vežba kao što je šetnja od 20 minuta
Vežba : "Volim svoje telo"
"Moje pismo oproštanja"
"Moja lista zahvalnosti"

Dan 90 :

Vežba "Volim sebe" ujutru ispred ogledala tokom 2 minuta
Ponovite vašu afirmaciju otprilike 300 puta u toku dana
Čim se probudite : popiti pola flašice vode
Ujutru : Disanje tokom jednog minuta
Najmanje 5 minuta tišine

Na putu do posla : popiti pola flašice vode

Pola sata pre ručka : popiti pola flašice vode
Neposredno pre ručka : Disati tokom jednog minuta
Moje obećanje od podneva

Sat posle ručka : popiti pola flašice vode
Dva sata posle ručka : popiti pola flašice vode

Na putu ka kući : popiti pola flašice vode

Pola sata pre večere : popiti pola flašice vode
Neposredno pre večere : Disati tokom jednog minuta

Sat posle večere : popiti pola flašice vode

Lagana vežba kao što je šetnja od 20 minuta
Vežba : "Volim svoje telo"
"Moje pismo oproštanja"
"Moja lista zahvalnosti"

Dan 91 :

Vežba "Volim sebe" ujutru ispred ogledala tokom 2 minuta
Ponovite vašu afirmaciju otprilike 300 puta u toku dana
Čim se probudite : popiti pola flašice vode
Ujutru : Disanje tokom jednog minuta
Najmanje 5 minuta tišine

Na putu do posla : popiti pola flašice vode

Pola sata pre ručka : popiti pola flašice vode
Neposredno pre ručka : Disati tokom jednog minuta
Moje obećanje od podneva

Sat posle ručka : popiti pola flašice vode
Dva sata posle ručka : popiti pola flašice vode

Na putu ka kući : popiti pola flašice vode

Pola sata pre večere : popiti pola flašice vode
Neposredno pre večere : Disati tokom jednog minuta

Sat posle večere : popiti pola flašice vode

Lagana vežba kao što je šetnja od 20 minuta
Vežba : "Volim svoje telo"
"Moje pismo oproštanja"
"Moja lista zahvalnosti"

PROSLAVITE !!!!

RADUJTE SE !!!!!

Što više svoje volje usmerite na to, to će vaši rezultati biti impresivniji.

Izmerite se ponovo :

- Obim struka u nivou pupka :

- Obim zadnjice :

- Obim kukova malo ispod zadnjice :

- Obim grudi :

- Obim obe ruke, malo ispod pazuha :

- Još jedanput obim struka, ali stegnite metar što je više moguće :

Vratite se na početak knjige i napravite poređenje.

Mršaviti bez patnje uz pomoć Zakona privlačenja

ZAKLJUČAK

Dragi moji prijatelji, nadam se da ste uživali na putu ka vašem uspehu. Prošlo je već tri meseca. WOW !

Nadam se da ste pratili sva upustva.

Stvarno želim da postignete vaše ciljeve.

Želela bih da odvojite vreme da se okrenete i posmatrate vaš napredak, primetite koliko ste evoluirali.

Vi ste patili.

Vi ste istrajali i sada ste uspeli !

Bravo !

Držite pravac !!

Vrati se ovoj knjizi čim osetite da se vraćate svojim starim navikama.

Ako pratite ovaj program, trebalo bi da ste na pravom putu.

Obavestite me o vašem napretku.

Email : attractitudeserbia@gmail.com

ili na web site : ATTRACTITUDE SERBIA

Volim vas !!!

Kompletan kurs, možete ga preuzeti ovde :

PRIVUCITE IDEALNU LINIJU

http://attractitude.rs/idealnu-liniju-mrsavljenje-privlacenje/

O AUTORU

Autor, trener i životni kouč, **Slavica Bogdanov** zasniva svoj pristup na tri osnovna stuba :

Postavljati sebi ciljeve
Optimizirati svoje vreme
Imati visoko samopoštovanje

Slavica koristi posebno Zakon privlačenja (sve ono što se vama dešava je privučeno vašim postupcima), i uspostavlja strategije i koncepcije u koracima da **ostvarite vaše ciljeve vašim tempom.**

Slavica vam takođe pomaže da preuredite svoj raspored vremena i način kako koristite svoje lično vreme kao i poslvono.

Bićete u mogućnosti da više postignete za manje vremena, i da koristite slobodno vreme za ono što stvarno volite da radite.

Slavica vam pomaže u vašem poslu, naročito u vašoj prodaji : od pripreme i marketinga, do prospekcije, umetnosti predstavljanja i uspostavljenja pretprodaje, i na kraju zatvaranja prodaje.

Slavica takođe radi sa vama kako bi vaše samopoštovanje ojačalo.

Ako osećate da ste na mrtvoj tački u vašem životu, ne znate tačno gde idete, Slavica vam pomaže da definišete svoje ciljeve i postavite sebi **određen životni put**.

Slavica je takođe napisala preko dvadeset **knjiga** (na engleskom i francuskom) o različitim temama : kako da **izgubite suvišne kilograme, poboljšate prodaju, zaradite više novca** ...

Slavica Bogdanov

Rođena u Beogradu i odrasla u Parizu, Slavica se zatim preselila u Kanadu, gde je dobila Master u Istoriji komunikacije na Univerzitetu u Montrealu.

Tokom petnaestak godina, Slavica je pomogala preduzećima i preduzetnicima da povećaju svoju prodaju i poboljšaju svoje portfelje.

Slavica je uverena da je **sve moguće kada se to želi i kad pružamo sebi sredstva**.

Uvek je volela javne nastupe i govore, i daje mnogo predavanja o tome kako možemo živeti život u potunosti i preuzeti kontrolu nad njim.

Slavica takođe posvećuje veliki deo svog vremena u dobrotvornim udruženjima i slika kada ima slobodnog vremena.

Pokušava da **napravi od svog života način da inspiriše druge.**

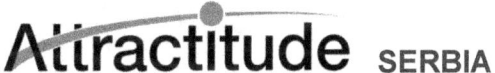

SERBIA

website

www.attractitude.rs

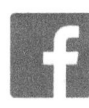

Attractitude Serbia

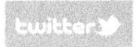

Attractitude Serbia@AttractitudeSrb

ATTRACTITUDE SERBIA

ATTRACTITUDE SERBIA

www.ingramcontent.com/pod-product-compliance
Lightning Source LLC
Chambersburg PA
CBHW070900290526
45795CB00001B/185